UN PAÍS MEDICADO

DR. JAVIER URRA Y DR. GABRIEL KAPLAN

UN PAÍS MEDICADO

Uso y abuso de los psicofármacos

ESPASA

Espasa es un sello de Editorial Planeta, S. A.
Avda. Diagonal, 662-664
08034 Barcelona
www.planetadelibros.com
www.espasa.es

Primera edición: mayo, 2025

Diseño de cubierta: VINYET
Fotografía de cubierta: © Michał Parzuchowski / Unsplash

Preimpresión: Safekat, S. L.

Depósito legal: B. 7.305-2025
ISBN: 978-84-670-7685-1

Impreso en España - *Printed in Spain*
Impresión: Black Print

PEFC Certificado
Este libro procede de bosques gestionados de forma sostenible
PEFC
PEFC/14-38-00305
www.pefc.es

ÍNDICE

SEGUNDA PARTE
LA PSICOFARMACOLOGÍA DE TRASTORNOS ESPECÍFICOS

PRÓLOGO

Vivimos en una era marcada por grandes avances tecnológicos, científicos y sociales, donde la información fluye a un ritmo vertiginoso. Sin embargo, también es un tiempo de estrés constante y de presión social exacerbada. En este contexto, nuestra salud mental y emocional se encuentra, con frecuencia, relegada a un segundo plano en una sociedad en la que a menudo se le da prioridad al rendimiento, la productividad y la apariencia sobre el bienestar integral de las personas.

En *Un país medicado*, el Dr. Urra y el Dr. Kaplan analizan de forma clara y rigurosa los retos y desafíos que debemos afrontar como sociedad en el campo de la salud mental. Podemos celebrar que los avances farmacológicos han salvado y mejorado innumerables vidas, sin embargo, la realidad es que nos estamos convirtiendo en una sociedad sobremedicada en la que a menudo se intentan silenciar los síntomas en lugar de tratar las causas profundas del sufrimiento humano. No podemos ignorar que estamos frente a una paradoja inquietante en la que cada vez más personas buscan ayuda médica para problemas relacionados con la salud mental, sin embargo, el enfoque predominante parece inclinarse hacia soluciones rápidas, en lugar de un abordaje integral que combine el cuidado emocional, psicológico y social.

Todos los profesionales de la salud mental estamos de acuerdo en que la formación y la concienciación en salud mental y emocional no son lujos ni privilegios; son derechos fundamentales, tanto a nivel individual como colectivo. La salud mental es tan esencial como la salud física. Así como favorecemos el cuidado del cuerpo a través de una buena alimentación, ejercicio regular y revisiones médicas, también deberíamos nutrir nuestra mente y nuestras emociones con herramientas que promuevan el autoconocimiento, el equilibrio y la serenidad emocional, y desarrollar habilidades para afrontar la adversidad, la resiliencia y la empatía.

Cuidar nuestra salud mental favorece la autoestima y la confianza en nosotros mismos. No se trata solo de saber cómo gestionar nuestras emociones, pensamientos y comportamientos de manera saludable, sino también de aprender a escuchar para comprender las ajenas. En este sentido, la compasión es un pilar fundamental. Vivimos rodeados de personas que, a menudo, luchan con batallas internas que no conocemos. Un simple acto de amabilidad, una palabra de aliento o incluso un gesto de presencia sincera pueden marcar la diferencia en la vida de alguien. Sin embargo, no olvidemos que la compasión y la empatía no solo deben dirigirse hacia los demás, sino también hacia nosotros mismos. En una sociedad que glorifica la perfección y la productividad, aprender a tratarnos con respeto y amabilidad puede ser un acto radical de autocuidado.

En *Un país medicado* se destaca la importancia de respetar las experiencias de cada persona y de evitar invalidar los sentimientos de los demás, así como intentar imponer nuestras propias perspectivas sobre lo que deberían sentir o cómo deberían actuar. Como sociedad no solo tenemos la responsabilidad de educarnos sobre los recursos disponibles, de buscar ayuda cuando la necesitamos y de adoptar hábitos que promuevan nuestro bienestar emocional, sino que también tenemos la obligación de derribar los estigmas asociados a la salud mental, de garantizar el acceso equitativo a servicios de calidad y de fomentar entornos que prioricen la empatía, la inclusión y el respeto mutuo.

La formación en salud mental no solo beneficia a quienes se enfrentan a desafíos específicos, sino también a quienes tienen el privilegio de estar en una posición de apoyo como los padres, educadores, líderes y profesionales de la salud. Sin embargo, esta formación no debe limitarse a ciertos grupos; debería ser accesible y relevante para todas las personas, sin importar su edad, ocupación o circunstancias. Y esta obra, *Un País Medicado*, ofrece la posibilidad de aprender y adquirir conocimientos que ayudarán a cuidar de una forma más responsable y consciente.

Cuidar nuestra salud mental y emocional es un compromiso colectivo. Es reconocer que estamos todos interconectados y que el bienestar de uno impacta en el bienestar de muchos. Al invertir en nuestra salud mental, estamos construyendo una sociedad más fuerte, más resiliente y compasiva. En este sentido, es necesario reconocer y aplaudir el trabajo realizado en esta obra por el Dr. Urra y el Dr. Kaplan, quienes han dedicado su tiempo, esfuerzo y conocimiento para crear recursos como este libro y contribuir de forma constructiva al campo de la salud mental. La generosidad de los autores al compartir sus experiencias, investigaciones y perspectivas es un acto profundamente altruista que enriquece a nuestra sociedad. Ellos nos recuerdan que el cambio es posible, que la sanación comienza con el conocimiento y que la empatía puede transformar vidas. Su esfuerzo por romper el silencio en torno a la salud mental y abrir espacios de aprendizaje y reflexión es un regalo invaluable para todos nosotros.

Los autores no solo han asumido el reto de explorar un tema tan complejo y necesario, sino que lo han hecho con un compromiso genuino hacia el bienestar colectivo. Su capacidad para abordar con sensibilidad y claridad cuestiones que, a menudo, se ven envueltas en tabúes o desinformación es un testimonio de su profundo respeto por las personas y su deseo de generar un impacto positivo en el mundo. Este libro, más que un texto, es un puente hacia la comprensión, la compasión y el cambio. La salud mental y emocional es un viaje continuo, lleno de matices, desafíos y oportunidades para crecer. Gracias al trabajo y la generosidad de los autores, hoy tenemos en nuestras manos una herramienta poderosa que nos guía en este camino. Su dedicación no solo es un testimonio de su compromiso con el bienestar colectivo, sino también una invitación para aprender a construir juntos un mundo más humano, responsable y empático.

LAURA ROJAS-MARCOS

PRIMERA PARTE
CONCEPTOS GENERALES

Ficha Técnica (prospecto): Leer atentamente antes de consumir

NOMBRE
Un país medicado.

FORMA
Libro disponible en papel y formato digital.

INDICACIONES
Recomendado para cualquier persona que esté en tratamiento psicofarmacológico o que esté considerando iniciarlo, es también de gran utilidad para amigos y familiares que quieran comprender mejor el proceso de iniciar una medicación y apoyar a sus seres queridos. El objetivo principal de este libro es empoderar a los lectores, ayudándolos a tomar decisiones informadas sobre su tratamiento en colaboración con su médico, lo que puede contribuir a mejorar los resultados del tratamiento a largo plazo.

COMPOSICIÓN CUANTITATIVA Y CUALITATIVA
Páginas organizadas en capítulos que exploran en profundidad, pero de manera clara y accesible, los diferentes tipos de medicamentos psicofarmacológicos y su función.

CONTRAINDICACIONES
Ninguna conocida.

EFECTOS SOBRE LA CAPACIDAD DE CONDUCIR Y UTILIZAR MÁQUINAS
Este texto promueve indirectamente la seguridad pública al informar sobre las precauciones necesarias a seguir con los medicamentos.

REACCIONES ADVERSAS
La lectura de este libro no presenta efectos adversos.

SOBREDOSIS
Este libro puede leerse y releerse tantas veces como se desee, sin riesgo de sufrir intoxicación informativa.

INTRODUCCIÓN

La medicina se concibe como un arte y también como una ciencia. Hasta hace un tiempo, se consideraba que la psiquiatría se ocupaba de los trastornos de la «mente», mientras que las demás especialidades trataban los trastornos del «cuerpo». Como el cuerpo es visible y la mente no, la psiquiatría se ha enfrentado desde sus inicios a los desafíos de una dicotomía cuerpo/mente que hoy se considera obsoleta. Aunque la neurociencia ha avanzado enormemente en los últimos años, y gracias a los tratamientos psiquiátricos millones de pacientes logran un alivio sustancial o incluso la recuperación, su precisión aún no alcanza la de otras ramas de la medicina. Afortunadamente, se ha emprendido un camino irreversible hacia avances en áreas hasta hace poco inimaginables, como la genética y la neurología molecular, que seguramente pronto reducirán esta brecha de precisión. Aun así, muchos psiquiatras sostienen que, en su especialidad, el componente de «arte» sigue teniendo un mayor peso que en otras especialidades. Por ejemplo, consideremos a un paciente con síntomas de infección urinaria. Para llegar a un diagnóstico correcto, el médico solicitará un análisis de orina, que revelará la presencia de bacterias, confirmando el diagnóstico de una infección causada por un germen específico, de entre los cientos que existen. El tratamiento consistirá en antibióticos, de los cuales hay una amplia variedad disponible. Para determinar exactamente qué antibiótico utilizar, se examinará la sensibilidad de la bacteria en cuestión a la acción de varios antibióticos, lo que identificará el medicamento más efectivo.

Este es solo uno de muchos ejemplos que ilustran cómo la práctica médica, basada en la ciencia, confirma diagnósticos y selecciona tratamientos a través de pruebas biológicas, que no solo verifican la patología, sino que también ayudan a determinar el tratamiento más adecuado. Estos avances aún no se han trasladado a la salud mental, donde los diagnósticos y tratamientos son más inciertos y menos precisos en comparación con otras áreas de la medicina. Por ello, el psiquiatra no solo se apoya en la ciencia disponible que, aunque considerable, sigue siendo incierta. También debe enfrentarse a esas incertidumbres a través de su experiencia, su capacidad para la empatía y la compasión, además de cierto grado de creatividad (arte) para combinar los diversos medios terapéuticos disponibles.

Las enfermedades psiquiátricas tienen gran impacto global. Según la Organización Mundial de la Salud, una de cada ocho personas sufre de uno de estos trastornos, lo que equivale a 970 millones de individuos en el mundo. Aún más alarmante, las personas con enfermedades psiquiátricas graves tienen una esperanza de vida entre diez y veinte años menos que la población general. Además, de acuerdo con la influyente publicación *The Lancet*, la proporción de discapacidad mundial atribuida a trastornos psiquiátricos está aumentando significativamente. En España, el Ministerio de Sanidad informa que la prevalencia de estas enfermedades en la población general pasó del 27 % en 2016 al 34 % en 2022. Para dimensionar estas cifras, si en 2024 la población de España rondaba los 49 millones, aproximadamente 17 millones de personas estarían afectadas por algún problema de salud mental.

Existen muchas variedades diferentes de trastornos mentales. Una de las clasificaciones más reconocidas a nivel mundial, que se mencionará con frecuencia en estas páginas, es la desarrollada por la American Psychiatric Association en el *Manual diagnóstico y estadístico de los trastornos mentales, DSM-5-TR*. Aunque se distingan por síntomas específicos, todos los trastornos tienen como raíz común una alteración clínicamente importante en la cognición, la regulación emocional o el comportamiento, que interfiere en la conducta habitual del individuo. No se conoce con certeza el origen de estas enfermedades, pero se postula que responden a mecanismos múltiples, incluyendo factores genéticos, psicológicos y ambientales que impactan en la neuroquímica cerebral. Se sugiere que, a nivel molecular, los desequilibrios en los sistemas de comunicación entre las células especializadas del cerebro —llamadas neuronas— dan como resultado alteraciones del estado mental. En las últimas décadas, estas teorías han sido la base de diversas investigaciones que han llevado al desarrollo de medicamentos diseñados para tratar de restablecer dicho equilibrio, con el fin de aliviar los síntomas. Los psicofármacos más utilizados son los antidepresivos, antipsicóticos, ansiolíticos, estabilizadores del ánimo y estimulantes que, individualmente o en diversas combinaciones, se recomiendan como tratamiento para la mayoría de los trastornos psiquiátricos.

MODELOS DE ATENCIÓN SANITARIA

La atención sanitaria ha evolucionado de un modelo centrado en la enfermedad a uno centrado en el paciente, y de un enfoque paternalista a uno de decisión compartida, según el doctor José María Villagrán, del Servicio Andaluz de Salud. En el modelo de medicina paternalista, el médico asume un rol activo, posee toda la información, proporciona al paciente solo la mínima información legalmente exigible y elige el tratamiento que considera adecuado, mientras que el paciente desempeña un papel pasivo, aceptando la propuesta del médico. En contraste, en el modelo de decisión compartida, que cada vez se considera más adecuado, tanto el médico como el paciente son igualmente activos. El médico ofrece toda la información y las opciones de tratamiento, pudiendo recomendar una de ella, pero toma la decisión junto al paciente. Por su parte, el paciente se informa usando varias fuentes disponibles, forma su propia opinión, negocia sus preferencias y, junto con el médico, elige la mejor opción. Con este modelo, los tratamientos parecen que son más efectivos, pues médico y paciente establecen una sólida relación de colaboración y comunicación, fomentando una mayor adherencia a un tratamiento en cuya elección el paciente ha participado activamente. Por ejemplo, según la doctora Sarah. L. Clever, de la Universidad Johns Hopkins en Maryland, los pacientes deprimidos con mayor participación en la decisión de su tratamiento logran mejores resultados. Este libro, *Un país medicado*, se presenta como una fuente de autoridad, concisa y accesible, diseñada para que los lectores se informen de manera integral sobre qué son, para qué sirven y en qué casos deben utilizarse los psicofármacos. Esta información permitirá al paciente situarse en una posición óptima para participar activamente en un proceso de toma de decisiones compartida, con los beneficios que esto conlleva.

El nombre genérico y el nombre comercial de los medicamentos

A cada medicamento se lo conoce por dos nombres, lo que a veces genera confusión. Uno, el «genérico», es el que lo describe científicamente; el otro, «comercial», es una denominación inventada y sirve para registrar una marca. La mayoría de los países han adoptado regulaciones para el registro y comercialización de medicamentos. El proceso comienza cuando una compañía farmacéutica identifica una sustancia que recibe un nombre científico genérico, con potencial terapéutico. Para que un fármaco llegue al mercado y pueda ser recetado, es necesario completar una serie de ensayos clínicos y científicos que confirmen su seguridad y eficacia. El protocolo de estos ensayos debe ser previamente aprobado por un comité de ética, que se encarga de garantizar, entre otros aspectos, que el consentimiento de los participantes se haya obtenido de forma ética y transparente. Los estudios suelen ser complejos, prolongados y costosos, normalmente implican la comparación entre dos grupos de pacientes: uno que recibe el medicamento en evaluación, y otro que recibe un placebo —es decir, un compuesto inerte sin efecto terapéutico—. Para que el medicamento genérico sea aprobado, debe demostrar una eficacia superior a la del placebo y presentar efectos adversos que sean considerados tolerables en relación con sus beneficios terapéuticos.

Si se demuestra que este genérico es seguro y efectivo, un proceso que lleva años, el gobierno otorga a la empresa la aprobación para comercializarlo. Como reconocimiento a la inversión financiera realizada, se le concede a la empresa una patente que le confiere exclusividad para vender el genérico bajo un nombre inventado, por un periodo determinado durante el cual ningún competidor puede ofrecer el mismo genérico. Una vez que expira dicho periodo, otras compañías pueden replicar el genérico y, cumpliendo con ciertos requisitos adicionales, venderlo legalmente en el mercado, ya sea bajo nombres inventados distintos al de la marca original o bajo el nombre genérico que ya no tiene exclusividad, aunque todas las versiones contengan la misma sustancia. Esta descripción es una versión simplificada de los procesos gubernamentales, legales, comerciales y científicos, que varían ligeramente de un país a otro. Al aprobar estos fármacos, los gobiernos garantizan que todos, ya sea bajo nombres inventados o genérico-científicos, poseen la misma acción terapéutica y nivel de seguridad. Para evitar confusiones, las asociaciones profesionales recomiendan usar el nombre genérico en cualquier comunicación interdisciplinaria, tanto oral como escrita.

En este libro se utilizarán los nombres genéricos para describir los distintos medicamentos. No obstante, debido a la amplia difusión de nombres comerciales por parte de las farmacéuticas, también se mencionará un nombre comercial para cada genérico, entre los muchos disponibles. La mención de dicho nombre es meramente informativa y no implica de manera alguna la recomendación de los autores de alguna marca en particular. Los autores también aclaran que no poseen relación comercial alguna con ninguna de las compañías farmacéuticas.

El uso de medicamentos «fuera de ficha técnica»

Para informar a los médicos sobre cómo emplear el remedio, la farmacéutica confecciona una «ficha técnica», donde figura cuál es la indicación (enfermedad) específica aprobada, además de las dosis, efectos adversos y toda otra información necesaria. Las farmacéuticas no pueden promocionar su producto para indicaciones que no estén aprobadas. Sin embargo, los médicos sí están autorizados a emplear medicamentos para indicaciones que no estén formalmente «aprobadas» siempre y cuando, en su opinión profesional, se prevea un beneficio claro para el paciente. Estos usos «no aprobados» pueden presentar múltiples ventajas. Entre ellas, destaca su capacidad para fomentar la innovación en la práctica clínica, permitiendo que los médicos identifiquen nuevos usos terapéuticos para medicamentos ya existentes. Esta práctica, con el tiempo, puede llevar al desarrollo de ensayos clínicos y a la aprobación oficial de nuevas indicaciones.

A lo largo de la historia, existen casos de usos no aprobados que revolucionaron enfoques terapéuticos y ofrecieron beneficios incalculables. Un ejemplo reciente es el de medicamentos inicialmente aprobados para el tratamiento de la diabetes de la clase GLP-1 que luego se emplearon en casos de obesidad, para los que no estaban indicados inicialmente. Esto logró resultados positivos nunca vistos, proporcionando alivio y mejorando la calidad de vida de millones de personas frustradas con los tratamientos tradicionales. Sin embargo, es crucial que considerar un uso no aprobado se lleve a cabo con cautela y siguiendo protocolos éticos y razonables. De existir regulaciones locales, estas deben respetarse. Algunas recomendaciones importantes para utilizar un medicamento para una indicación no aprobada incluyen:

— Asegurarse de que el paciente no haya mejorado con los tratamientos aprobados.

— Utilizar únicamente medicamentos que ya hayan sido aprobados formalmente para otras indicaciones (no experimentales).
— Basarse en fundamentos científicos sólidos y, preferiblemente, en publicaciones de casos aislados o estudios preliminares que sugieran un efecto positivo en circunstancias similares.

En Estados Unidos, esta modalidad es bastante habitual y se denomina «off-label». No está específicamente regulada, aunque se espera que los médicos documenten las razones por las cuales se utiliza el protocolo. En España, esta práctica se conoce como «uso fuera de ficha técnica» y está regulada bajo un marco legal específico. Según el profesor Francisco J. Álvarez, de la Universidad de Valladolid, un real decreto otorga flexibilidad a los médicos para prescribir medicamentos en estas condiciones, siempre que se cumplan ciertos requisitos. Estos incluyen:

— Justificar adecuadamente el uso en la historia clínica.
— Informar de manera clara al paciente o a sus tutores legales.
— Obtener el consentimiento informado del paciente.
— Cumplir con las restricciones de prescripción y dispensación asociadas al medicamento.

En el caso de los psicofármacos, el uso fuera de ficha técnica es especialmente frecuente debido a la complejidad de las patologías psiquiátricas y la variabilidad en la respuesta a los tratamientos. Por razones que se abordarán en los capítulos siguientes, esta práctica será mencionada con regularidad a lo largo del libro.

La estructura del libro

Los capítulos introductorios del libro abordan las teorías sobre el incremento en el uso de psicofármacos, los efectos de la pandemia en la salud mental, conceptos básicos de neuroanatomía, neurofisiología y farmacología, así como terapias no farmacológicas. Después, continuaremos con descripciones de las condiciones psiquiátricas más frecuentes, esbozando procesos diagnósticos y detallando más en profundidad los tratamientos disponibles junto con sus ventajas y desventajas. Se proporcionarán también ejemplos clínicos para ilustrar prácticamente las manifestaciones de las enfermedades en la vida real. Cada tema concluye con un diálogo entre los autores, el doctor Javier Urra, psicólogo clínico, y el doctor Gabriel Kaplan, psiquiatra, una conversación que rara vez llega a oídos de los pacientes. De esta manera, se comparten así con el lector estrategias terapéuticas reales que combinan arte y ciencia en beneficio de la salud. En el apéndice, se incluyen tablas enumerando los fármacos que se recetan con mayor frecuencia junto a sus dosis. También hay un capítulo final con enlaces a recursos en la nube que serán de gran utilidad para aquellos que deseen obtener información más detallada.

Este libro no remplaza al consejo médico

Por último, es fundamental que el lector tenga en cuenta que este libro no proporciona consejo profesional ni puede, bajo ninguna circunstancia, remplazar la interacción directa entre un paciente y su médico. Los ejemplos clínicos presentados, modificados para proteger la privacidad de los pacientes y evitar cualquier posibilidad de identificación, no deben interpretarse como modelos a seguir, incluso si se asemejan a la situación del lector. En otras palabras, la información aquí ofrecida no debe utilizarse para iniciar, modificar o interrumpir ningún tratamiento. Tiene como único propósito facilitar una conversación más informada entre el paciente y su médico. Eso sí, con la convicción de que un paciente informado tiene más probabilidades de decidir junto a su médico cuál es el tratamiento que más le conviene, con la posibilidad de que esto mejore sus resultados. Solo en el contexto de una consulta médica personalizada se pueden determinar las acciones terapéuticas más adecuadas para cada caso.

1

UN PAÍS MEDICADO

Según la Real Academia Española, la farmacología es la «parte de la medicina que trata de los medicamentos». Un medicamento, a su vez, es definido como una «sustancia que… sirve para aliviar la enfermedad…». En particular, un psicofármaco es un «medicamento que actúa sobre la actividad mental», es decir, alivia las enfermedades psicopatológicas. Los trastornos más frecuentes son el de la ansiedad y la depresión. Los psicofármacos utilizados para tratar el trastorno de la ansiedad se denominan ansiolíticos, siendo las benzodiacepinas las más comunes dentro de esta categoría. Por otro lado, los medicamentos empleados para tratar el trastorno depresivo se conocen como antidepresivos. Una gran cantidad de personas con trastornos del sueño, también muy frecuentes en la población, consumen fármacos conocidos como hipnóticos.

Según estadísticas recopiladas por organismos internacionales de reconocido prestigio, España se encuentra entre los países con mayor consumo de psicofármacos, particularmente en lo que respecta a ansiolíticos benzodiacepínicos y antidepresivos. Por ejemplo, un informe de las Naciones Unidas correspondiente a datos del año 2022 revela que España registró el mayor consumo de diazepam, una de las benzodiacepinas más utilizadas. En cuanto al alprazolam, otra benzodiacepina ampliamente recetada, España se situó en el cuarto lugar. Asimismo, en lo que respecta al clonazepam, España se posicionó como el segundo mayor consumidor mundial.

Por otro lado, la Organización para la Cooperación y el Desarrollo Económicos indicó que España se situaba como el tercer país de la lista con mayor consumo de antidepresivos en 2022, estando Portugal en primer lugar. En cuanto a los ansiolíticos, España se ubicaba como el segundo mayor consumidor, nuevamente por detrás de Portugal. En la categoría de hipnóticos y sedantes, España ocupaba el tercer lugar, mientras que Portugal se encontraba en la quinta posición. En cuanto a datos que pueden consultarse en el sitio web de la Agencia Española de Medicamentos y Productos Sanitarios, se señala que el consumo de ansiolíticos, antidepresivos y antipsicóticos en el país experimentó un notable incremento entre 2010 y 2022.

Una búsqueda en Google con las palabras «consumo, ansiolíticos, antidepresivos» nos dará como resultados noticias que destacan a España como un país de alto consumo. Sin embargo, muchas veces la información se presenta de manera algo alarmista, con explicaciones simplistas que, como se analizará más adelante, no siempre son profundas y pueden llevar a interpretaciones erróneas por parte de la población. También es común que se equipare todo el aumento en el consumo de psicofármacos con términos como «abuso» o «enganche», sin respaldar estas afirmaciones con evidencia científica. Un tratamiento tan simplista del tema no solo distorsiona la comprensión pública, sino que también dificulta un debate informado y equilibrado sobre los verdaderos desafíos y beneficios del uso de psicofármacos en contextos médicos.

Aunque la farmacología como ciencia no surgió hasta el siglo XIX, la búsqueda de sustancias para aliviar enfermedades probablemente comenzó en los orígenes de la propia humanidad. Es difícil asegurar con certeza que el hombre prehistórico poseía conocimientos terapéuticos, pero cierta evidencia arqueológica y paleoantropológica sugiere que esto es plausible. Por ejemplo, la arqueóloga Karen Hardy, de la Universidad Autónoma de Barcelona, explica cómo un individuo de la especie *Homo erectus*, que vivió hace aproximadamente 1,7 millones de años, logró sobrevivir durante un tiempo prolongado a pesar de padecer una enfermedad periodontal que le hizo perder todos sus dientes. Hoy sabemos que si las enfermedades periodontales no se tratan, pueden causar serios problemas de salud adicionales. Es posible que su supervivencia se debiera a una suerte extraordinaria, pero también es probable que el uso de plantas con propiedades antibacterianas haya jugado un papel crucial en su longevidad. Otro ejemplo revelador proviene de estudios realizados en los restos de neandertales que vivieron hace unos 49.000 años en la cueva de El Sidrón, en España. Se encontraron evidencias de que estos neandertales sufrían de parásitos que provocaban enfermedades gastrointestinales y abscesos dentales, pero que consumían plantas con propiedades medicinales. Dado que muchos alimentos ingeridos para la nutrición también tienen propiedades curativas, es difícil discernir si el hombre prehistórico los consumía con fines nutricionales o terapéuticos. Sin embargo, la correlación entre la presencia de patógenos intestinales y orales, un absceso dental y el consumo de plantas con propiedades antibacterianas, antisépticas y antiinflamatorias en el individuo de El Sidrón sugiere una intención medicinal, ya que ninguna de las plantas identificadas poseía propiedades nutricionales significativas.

En cuanto a la salud mental, el doctor Giorgio Samorini publica en el *Journal of Psychedelic Studies* que los seres humanos conocían las propiedades psicoactivas de ciertas plantas desde hace miles de años. A lo largo del tiempo, utilizaron diversas sustancias para tratar enfermedades psicológicas, aunque con un enfoque pragmático y resultados generalmente no demasiado óptimos. Afortunadamente, los avances científicos permitieron la aplicación de principios de investigación modernos, dando origen a la psicofarmacología.

Los profesores Joel T. Braslow y Stephen R. Marder, de la Universidad de California en Los Ángeles, describieron cuatro etapas clave en la historia de la psicofarmacología. La primera, considerada la prehistoria de la psicofarmacología moderna, abarca desde mediados del siglo XIX hasta 1950, con el descubrimiento de algunos tranquilizantes y el uso de narcóticos analgésicos con fin medicinal. La segunda etapa, que va de 1950 a 1964, comienza con la síntesis del primer antipsicótico, la clorpromazina, así como de los ansiolíticos benzodiacepínicos y de algunos antidepresivos. Todas estas medicaciones se describirán en detalle en los capítulos correspondientes. La tercera etapa abarca desde mediados de los años sesenta hasta finales de los años ochenta, que trajo consigo cambios sorprendentes e inéditos en la psiquiatría. Gracias a resultados terapéuticos positivos nunca vistos, la psicofarmacología adquirió un papel preponderante en el tratamiento de las enfermedades mentales, reduciendo drásticamente la necesidad de hospitalizaciones crónicas y permitiendo que los pacientes recibieran tratamiento en consultorios externos más cerca de sus hogares. Finalmente, la cuarta etapa, caracterizada por el auge de los antidepresivos y antipsicóticos, comienza con la introducción del antidepresivo fluoxetina —conocido por el famoso nombre comercial Prozac®— en los años ochenta y continúa hasta hoy en día.

A nivel mundial, España no está sola en el notable aumento del consumo de psicofármacos. Las cifras difundidas por la Organización para la Cooperación y el Desarrollo Económicos muestran que la mayoría de los países miembros experimentaron incrementos significativos en el consumo de estos medicamentos entre 2011 y 2022. Aunque las estadísticas pueden variar de un año a otro y según la fuente de datos, la posición de España en cuanto al consumo de psicofármacos suele situarse entre los primeros lugares del mundo. En otras palabras, los datos confirman de manera clara que España es *Un país medicado*.

Por tanto, siendo España una gran consumidora de psicofármacos, es lógico y necesario que los profesionales de la salud, la sanidad pública, la seguridad social y seguros privados que cubren estos medicamentos, las autoridades de vigilancia farmacológica y los medios de comunicación se pregunten a qué se debe este alto consumo y cuál es su impacto en la salud de la población. A continuación, enumeramos y comentamos las principales teorías que tratan de explicar el aumento del consumo de psicofármacos.

De manera general, el uso *completamente inadecuado o abuso* de psicofármacos se refiere a situaciones donde se emplean como instrumento de control punitivo por parte de un gobierno o por individuos que buscan subyugar la voluntad de otros. También es ciertamente inadecuado su uso por parte de personas que sufren problemas de drogodependencia o abuso de sustancias. Por el contrario, hablamos de un uso *completamente adecuado* cuando el fármaco se consume bajo recomendación médica y recetado según las indicaciones incluidas en la ficha técnica del medicamento, que es un documento que especifica las condiciones de uso autorizadas, incluyendo indicaciones, posología, precauciones, contraindicaciones y efectos adversos, proporcionando información esencial para clínicos y profesionales sanitarios. Entre ambos extremos, completamente inadecuado y adecuado, existen categorías que justifican su uso racional y beneficioso. Por ejemplo, en ciertas situaciones cuyos pormenores se describirán en detalle en los siguientes capítulos, es permisible y se considera adecuado el uso de un remedio, aunque esté fuera de los términos establecidos en la ficha técnica.

FACTORES QUE INFLUYEN EN EL CONSUMO DE PSICOFÁRMACOS

En el consumo de psicofármacos influyen una serie de factores, entre los que se incluyen: la prevalencia de trastornos psiquiátricos, la comercialización de nuevas formas farmacéuticas, el grado de formación, actualización y disponibilidad de los profesionales, las preferencias de los clínicos por ciertos tratamientos, las preferencias de los pacientes, las influencias culturales, la resistencia a interrumpir tratamientos farmacológicos que han sido beneficiosos, aunque ya no sean necesarios, y la percepción general de los buenos resultados de ciertos fármacos. Pero también existen factores adicionales no mencionados.

La variedad de causas que posiblemente contribuyan al aumento en el consumo de psicofármacos hace que sea difícil atribuirlo a un solo factor. Abundan hipótesis interesantes que merecen ser estudiadas a fondo, pero que corren el riesgo de interpretarse como verdades absolutas. Las opiniones sobre las razones que explican el crecimiento del consumo pueden variar según la profesión, perspectiva política o intereses comerciales de quienes las emiten. A continuación, presentaremos y comentaremos una serie de factores —sin ser una lista completa— que teóricamente han influenciado el aumento del consumo.

La falta de psicólogos en la sanidad pública

Muchos medios periodísticos se hacen eco de que la principal causa del alto consumo de psicofármacos es la falta de psicólogos en la sanidad pública. Se postula que la falta de acceso a tratamiento psicológico influye en la decisión de los pacientes a aceptar tratamientos psicofarmacológicos. Veamos algunas estadísticas mostradas en el portal CIVIO, cuyos datos provienen de organismos estatales oficiales. Es cierto que España está a la cola de Europa en cuanto al número de psicólogos en el sistema público, con solo 5-6 por cada 100.000 habitantes, y remediar este déficit debería ser una prioridad en los planes de salud mental del gobierno. Esto reduciría los tiempos de espera y facilitaría el acceso a tratamientos psicológicos de probada eficacia. Sin embargo, un país como Portugal, a pesar de tener el doble de psicólogos por cada 100.000 habitantes, supera a España en el consumo de varias clases de psicofármacos. Además, países como Suecia y Dinamarca, que tienen niveles de consumo de psicofármacos cercanos a los de España, poseen un número de psicólogos diez veces mayor. Por tanto, cuando se comparan los datos de diversos países, la correlación entre la falta de acceso a psicólogos en la sanidad pública y el alto consumo de psicofármacos no parece ser necesariamente exacta.

La falta de médicos de atención primaria en la sanidad publica

Según la doctora Luz Vázquez, del Grupo de Investigación en Atención Primaria, INCLIVA, Valencia, la mayoría de las prescripciones de benzodiacepinas se realizan en el ámbito de la atención primaria. Una hipótesis principal que intenta explicar la prescripción excesiva de psicofármacos se centra en el tiempo limitado con el que cuentan los médicos para evaluar a sus pacientes. Esta restricción, combinada con el deseo de los pacientes de obtener un alivio rápido de sus síntomas, fomentaría el uso excesivo de medicamentos. Según esta teoría, los médicos tienden a recetar ansiolíticos o prolongar su uso porque no tienen tiempo para explorar otras alternativas terapéuticas ni cuentan con la posibilidad de derivar al paciente a consultas psicológicas. La preocupación por la reducida duración de las visitas médicas no es exclusiva de España, sino un fenómeno global. El doctor Greg Irving, de la Universidad de Cambridge, midió el tiempo promedio de consulta en atención primaria en 67 países. Según su estudio, Suecia ocupa el primer lugar, con consultas que duran aproximadamente 23 minutos. Portugal se sitúa en el décimo lugar, con un promedio de 15 minutos, mientras que España ocupa el puesto diecinueve, con consultas que duran alrededor de 13 minutos. Suecia, a pesar de contar con el mayor tiempo promedio de consulta y el mayor número de psicólogos per cápita en la Unión Europea, sigue estando entre los países con mayor consumo de psicofármacos. Portugal, que supera a España tanto en el tiempo promedio de consulta como en el número de psicólogos disponibles, también tiene un alto consumo de estos medicamentos. No hay duda de que el aumento en la cantidad de médicos sería muy beneficioso en muchos aspectos. Por otro lado, comparando los datos entre distintos países, no parece que exista una relación directa contundente entre la duración de las consultas en atención primaria, el acceso a profesionales de salud mental y el consumo de psicofármacos.

El estrés laboral y la precariedad económica

Las bajas laborales por problemas de salud mental en la Administración pública aumentaron cerca de un 120 % entre 2016 y 2023, según datos del Ministerio de Seguridad Social difundidos por la Universidad de Sevilla. El Ministerio de Sanidad español teoriza que una de las causas del aumento del consumo de psicofármacos radica en que se están medicalizando situaciones sociales cuya solución no debería recaer exclusivamente en la medicina, sino en la mejora de las condiciones laborales y otras intervenciones sociales estructurales. Según esta perspectiva, problemas como el estrés laboral y la precariedad económica se estarían tratando con medicamentos en lugar de abordarse mediante soluciones que ataquen la raíz del problema. Sin embargo, esta opinión puede prestarse a malinterpretaciones por parte de la población general, sugiriendo que el sufrimiento emocional de un individuo, al derivar de un problema social, podría resolverse exclusivamente mediante un litigio laboral u otras intervenciones legales. Es importante aclarar que, independientemente de los *derechos inalienables del trabajador*, una vez que una situación de estrés desencadena un sufrimiento psiquiátrico grave, el tratamiento médico sigue siendo necesario para proporcionar alivio, independientemente de la causa subyacente. Al tratar estos casos, los sanitarios se apoyan en cientos de estudios científicos rigurosos que avalan la eficacia de ansiolíticos y antidepresivos para mitigar los síntomas de los trastornos de salud mental. Por otro lado, no existe evidencia similar que sugiera que los resultados favorables de un juicio puedan aliviar directamente un trastorno psiquiátrico. Por ello, lo más coherente es adoptar enfoques integrales que combinen tratamientos médicos para los trastornos en curso, con políticas sociales de prevención primaria y reducción de accidentes laborales, que puedan reducir su aparición.

La desigualdad económica

En un importante estudio, la doctora Katrhyn E. Himmelstein, de la Universidad de Harvard en Boston, comprobó que las personas con menores recursos viven menos años que las personas con mayores recursos. La escasez de recursos se correlaciona entre otros factores con malas condiciones de vivienda, dietas menos saludables, inadecuado acceso al sistema de salud, mayor exposición a la violencia y menores oportunidades educativas. En otras palabras, la desigualdad económica tiene un impacto considerable en la salud. No deben sorprender, por tanto, los resultados del investigador Christopher Henking, de la Universidad de Oxford: se confirma que individuos con bajo nivel socioeconómico experimentan más síntomas de depresión y ansiedad que aquellos con mejores recursos. El estudio además enumera hallazgos similares en gran cantidad de investigaciones previas, dejando pocas dudas sobre su solidez. Por su parte, el Ministerio de Sanidad español comunica que el consumo de ansiolíticos, antidepresivos e hipnóticos se incrementa considerablemente en personas con las rentas más bajas. Esta relación entre baja renta y alto consumo no es directa, sino que se debe a una mayor frecuencia de sintomatología psiquiátrica en esta población. La desigualdad económica se erige como uno de los mayores desafíos de la sociedad contemporánea y resulta imperativo no escatimar esfuerzos para reducir la brecha entre quienes poseen más recursos y quienes carecen de ellos. Sin embargo, dado que incluso las personas con mayores recursos muestran —aunque en menor medida— un incremento en el consumo de psicofármacos, parece poco probable que la necesaria y bienvenida reducción en la desigualdad tenga un impacto significativo en la tendencia creciente del consumo de estos medicamentos, salvo que ocasione un marcado descenso en la prevalencia de la psicopatología.

El aumento de la incidencia de trastornos psiquiátricos

Es posible que la utilización de psicofármacos simplemente esté relacionada con el alto porcentaje de población que sufre trastornos psiquiátricos graves. A más pacientes, más medicación. Por ejemplo, según datos difundidos por CIVIO, Portugal ocupa el primer lugar en el número de personas con trastornos de ansiedad y también el primer lugar en el consumo de ansiolíticos. Sin embargo, la Organización para la Cooperación y el Desarrollo Económicos informa que Italia, aunque posee un alto número de pacientes con ansiedad (supera a España), está a la cola en consumo de ansiolíticos de Europa.

Los efectos de la pandemia COVID-19

La pandemia tuvo efectos profundamente negativos en todos los aspectos de la existencia humana. En el ámbito de la salud mental y el consumo de psicofármacos, los datos iniciales evidenciaron un aumento en ambos, que aparentemente comenzó a estabilizarse tras los periodos más críticos. Sin embargo, aún no ha transcurrido el tiempo suficiente para afirmar con certeza cuáles serán las consecuencias finales de la pandemia. Este tema se abordará con mayor profundidad en el capítulo correspondiente.

El uso prolongado de benzodiacepinas en la tercera edad
Existe suficiente evidencia de que, en pacientes mayores de 60 años, el uso de benzodiacepinas se asocia con un mayor riesgo de caídas y una mayor mortalidad, tal y como señala el doctor John C. Woolcott, de la Universidad de British Columbia. Es habitual que pacientes tratados crónicamente con ansiolíticos continúen con ese régimen al alcanzar edades avanzadas. Aunque España se encuentra entre los países de Europa con menor mortalidad por caídas, según datos a nivel poblacional de *Our World in Data*, a nivel del paciente individual es crucial disminuir el riesgo al mínimo. Por ello, varias asociaciones médicas recomiendan evitar, en la medida de lo posible, la prescripción de ansiolíticos en la tercera edad. Sin embargo, muchos pacientes se resisten por temor al regreso de la ansiedad o el insomnio, síntomas que se sienten incapaces de manejar. Los médicos reevalúan periódicamente la necesidad de los tratamientos prescritos en todos los grupos de edad, lo que forma parte del uso racional de los psicofármacos. Esto cobra especial importancia en los adultos mayores, más vulnerables a efectos adversos y a interacciones peligrosas con otros medicamentos. Se ha utilizado el término «deprescribir» para referirse a la reducción o interrupción de un tratamiento cuando este ya no es necesario, aunque es un neologismo no aceptado por toda la comunidad médica. En el caso de las benzodiacepinas, cuando la reducción está indicada, debe realizarse de manera progresiva, acompañada de un adecuado apoyo psicosocial para minimizar el riesgo de reaparición de los síntomas.

Por otro lado, aunque las personas mayores tienen la frecuencia más alta de consumo de benzodiacepinas, representan menos del 10 % de la población total. Por tanto, la interrupción del uso de benzodiacepinas en un cierto número de personas mayores, aunque beneficioso en algunos casos a nivel individual, probablemente no tuviera un impacto significativo en la reducción del consumo total de estos medicamentos.

Los psicofármacos como primera línea de tratamiento para trastornos del sueño

Es importante destacar que, a pesar de que las benzodiacepinas y otros tipos de medicación sean potentes hipnóticos, las causas de los trastornos del sueño en un gran porcentaje de la población pueden abordarse con métodos no farmacológicos. El insomnio, una de las consultas más comunes en la práctica clínica, puede manejarse con intervenciones como la psicoterapia, cambios en los hábitos de sueño y técnicas de relajación. Estas estrategias suelen ser efectivas y están respaldadas por investigaciones científicas. Al relegar más a menudo la medicación a una segunda línea, se podría reducir el consumo general de psicofármacos para esta indicación. Desarrollaremos este tema en detalle en su capítulo correspondiente.

Los pacientes buscan soluciones rápidas

Si bien muchos medios de comunicación publican que una de las causas importantes del aumento del consumo de psicofármacos se debe a que los pacientes prefieren soluciones rápidas o que se están medicalizando problemas sociales, no existen por ahora datos de investigaciones de calidad que fundamenten dichas opiniones. Por el contrario, según un ensayo que incluye varias investigaciones en Estados Unidos, la doctora R. Kathryn McHugh, de la Universidad de Harvard en Boston, concluye que el 75 % de los pacientes con ansiedad o depresión prefiere la psicoterapia a la medicación.

La automedicación

La automedicación se define como el uso de medicamentos sin previa consulta médica. Este fenómeno ha existido siempre, frecuentemente impulsado por recomendaciones bienintencionadas de amigos o familiares que sugieren: «Prueba esto, a mí me fue genial». En los últimos años, el problema se ha visto agravado por las recomendaciones de figuras conocidas como *influencers* que, al contar con grandes audiencias, amplifican estos mensajes informales. La automedicación es peligrosa, ya que las personas que buscan aliviar su malestar pueden exponerse a riesgos graves. Esto puede ocurrir porque el medicamento no es el adecuado para su dolencia, tiene efectos adversos o está contraindicado en su caso particular. No obstante, la automedicación no afecta directamente al consumo legal total de psicofármacos, ya que para automedicarse es necesario que el medicamento se haya prescrito previamente en una receta, aunque esté dirigida a otra persona. Este fenómeno implica, simplemente, el uso indebido de un tratamiento indicado para un paciente por parte de alguien que no ha consultado a un médico. Reducir la automedicación es necesario y requiere educar al público sobre sus riesgos, aunque es poco probable que este fenómeno sea un factor determinante en el aumento global del consumo de psicofármacos.

Conclusiones

Ninguna de las teorías presentadas en este capítulo logra, por sí sola, explicar el aumento en el consumo de psicofármacos, aunque puede deberse a una combinación de varias de ellas. Las controversias sobre la interpretación de las estadísticas reflejan lo complejo que es determinar si este aumento supone un peligro para la salud pública o, por el contrario, es una respuesta adecuada a las necesidades de las personas. Además, la interpretación de estos datos puede variar según intereses políticos y económicos. Es esencial recordar que las estadísticas reflejan tendencias generales, no casos individuales. Si bien sirven para orientar cambios en la salud pública, no representan la experiencia única de cada paciente. Etiquetar todo el aumento como «abuso» o «enganche» ignora los beneficios significativos que los tratamientos farmacológicos brindan a la mayoría de los pacientes, reforzando estigmas que dificultan el acceso a un tratamiento adecuado. Sin embargo, como se analizará en los capítulos siguientes, hay situaciones individuales en las que es necesario reconsiderar el inicio de un tratamiento farmacológico. Dada la preocupación legítima que genera el aumento del consumo de psicofármacos, este fenómeno no debe ser ignorado. Es fundamental seguir investigando dicho aumento de manera rigurosa, aunque requiera tiempo, hasta alcanzar conclusiones más sólidas sobre sus beneficios y posibles riesgos.

Mientras tanto, para mitigar los peligros asociados al uso inadecuado de psicofármacos, proponemos un enfoque práctico y aplicable de forma inmediata, basado en el principio de que la aceptación de un tratamiento farmacológico sigue siendo una decisión individual. Esta decisión debe surgir tras una conversación detallada entre el paciente y su médico, en la que se analicen las indicaciones del tratamiento, sus efectos terapéuticos, posibles efectos adversos, contraindicaciones y las implicaciones que supondría no iniciar la medicación. Con el objetivo de fortalecer la capacidad del paciente para mantener un diálogo informado, este libro ofrecerá información exhaustiva a lo largo de sus capítulos, permitiendo al lector formular preguntas relevantes para obtener las aclaraciones necesarias. Así, médico y paciente podrán tomar juntos la mejor decisión de tratamiento posible. De este modo, si el paciente opta por iniciar un tratamiento con psicofármacos y, en consecuencia, se convierte en un dato más dentro de futuras estadísticas, lo hará con la confianza de que se trata de la opción más adecuada y personalizada para su bienestar.

2

EL IMPACTO DE LA PANDEMIA COVID-19 EN LA SALUD MENTAL

A finales de 2019, un nuevo virus conocido como SARS-CoV-2 provocó la enfermedad COVID-19, que se propagó con tal rapidez que fue declarada una pandemia mundial. Esta enfermedad tuvo un impacto devastador en la economía internacional, la salud física, las tasas de mortalidad y la salud mental a nivel global. En respuesta, la Organización Mundial de la Salud declaró una Emergencia de Salud Pública de Importancia Internacional el 30 de enero de 2020. Aunque fue levantada el 5 de mayo de 2023, no marcó el fin de la pandemia, sino el cierre de su fase de emergencia. El impacto sobre la sociedad a corto plazo fue inmenso, perturbando todos los aspectos de la vida humana, tanto por efectos directos como indirectos. Medios periodísticos citan la pandemia como uno de los factores que aumentaron el consumo de psicofármacos, por lo que este capítulo analiza los efectos de la pandemia sobre la salud mental.

Los efectos directos

Los efectos directos se debieron a la propia enfermedad, es decir, a la acción patológica del virus SARS-CoV-2, que provocó millones de hospitalizaciones, muertes y secuelas a largo plazo en los sobrevivientes. El 8 de septiembre de 2024, la Organización Mundial de la Salud estimaba que desde el inicio de la pandemia se habían confirmado 776 millones de casos y siete millones de fallecidos en todo el mundo. En España, el número de defunciones ascendía a 122.000. La tasa de mortalidad dependió de varios factores. Por ejemplo, un análisis de datos sobre más de un millón de pacientes realizado por Uan-I Chen, de la Universidad de Texas en Houston, reveló que tener más de 65 años, ser del género masculino, pertenecer a una minoría étnica y sufrir ciertas enfermedades preexistentes se asociaron con un mayor riesgo de muerte por COVID-19. Entre las afecciones que aumentaron significativamente el riesgo se encuentran la obesidad, la diabetes, el cáncer de pulmón, la insuficiencia renal, las enfermedades respiratorias crónicas y otras condiciones inmunosupresoras. Estas asociaciones se observaron a nivel mundial. Además, varias investigaciones, como la realizada por la doctora Whitney S. Brakefield, de la Universidad de Tennessee en Memphis, indicaron que la pandemia afectó de manera desproporcionada a las poblaciones desfavorecidas y con mayores problemas socioeconómicos. Dichas comunidades se enfrentaron a mayores dificultades para acceder a la atención médica, soportaron condiciones laborales más precarias y sufrieron una mayor exposición al virus, lo que exacerbó las desigualdades preexistentes y aumentó su vulnerabilidad tanto a nivel de salud física como mental.

Afortunadamente, la rápida disponibilidad de las vacunas apenas un año después del inicio de la pandemia cambió de manera positiva el curso de la crisis, disminuyendo sustancialmente las hospitalizaciones agudas y las fatalidades. Sin embargo, existe menos optimismo sobre cómo abordar las secuelas crónicas del virus, un síndrome llamado «Covid persistente» que, según la doctora Ana Belén Espinosa, del Imperial College de Londres, parece afectar a entre un 10 % y un 30 % de los infectados con la forma aguda y puede producir una discapacidad importante.

Los efectos indirectos

Los efectos indirectos de la pandemia incluyeron las medidas impuestas para contener la propagación del virus como el confinamiento, el distanciamiento social, el cierre de negocios y de escuelas, y restricciones a la movilidad que alteraron profundamente la vida cotidiana. Estas restricciones causaron una interrupción significativa en la economía global, afectando desde las cadenas de suministro hasta la producción y el comercio global. Uno de los efectos más visibles fue el aumento del desempleo. Según datos recogidos por el Banco Mundial, millones de personas perdieron su trabajo debido al cierre temporal o definitivo de los negocios, especialmente en sectores como el turismo, la hostelería, el transporte y el comercio minorista. Esto agravó la pobreza, especialmente en los países en desarrollo, donde las redes de seguridad social son más débiles. El impacto fue más severo en aquellos sectores con trabajos informales o en pequeñas y medianas empresas, que no tenían acceso a financiamiento o reservas suficientes para resistir la crisis. A su vez, el doctor Florian Dorn, de la Universidad de Múnich, advierte que los efectos indirectos también tuvieron gran impacto negativo en la salud debido a que las restricciones de movilidad y la reducida disponibilidad de los servicios de salud impactaron el acceso de la población a cuidados médicos esenciales.

La situación económica desde el inicio de la pandemia fue extremadamente desigual entre los distintos países. El Banco Central de Estados Unidos destaca que, si su producto interior bruto fue uno de los primeros en regresar a su tendencia anterior a la pandemia, otras economías avanzadas, incluidas las europeas, se enfrentaron a obstáculos importantes, tanto en comparación con Estados Unidos como con sus propias expectativas prepandémicas. Las disrupciones prolongadas en las cadenas de suministro, la inflación, los altos costos de la energía y las tensiones geopolíticas fueron factores determinantes que afectaron negativamente a estas economías.

Si bien España no es ajena a las desigualdades económicas globales, a nivel nacional las noticias sobre la recuperación económica fueron alentadoras. Según datos publicados por Moncloa en el año 2022, España ya había recobrado el nivel de producto interior bruto previo a la pandemia. Esto fue más rápido de lo esperado, debido principalmente al aumento del consumo de los hogares, al impulso del sector exterior y la recuperación de la industria manufacturera, así como de las actividades profesionales. Este crecimiento destacó especialmente en comparación con las proyecciones iniciales, que preveían una recuperación más lenta debido al impacto prolongado de la pandemia. Según informes de medios como *El Economista*, la economía española sorprendió a Europa en 2024 con un crecimiento de empleo sin gran inflación y la emergencia de una competitividad inesperada.

El impacto en la salud mental

La fase inicial de la pandemia dejó una huella profunda en la mayoría de las personas, resultando casi imposible encontrar a alguien cuya vida no se viera considerablemente afectada. Ya sea por la pérdida de un ser querido, la disminución de su capacidad económica, las secuelas del COVID-19 persistente o el confinamiento, entre muchas otras razones, se generó un estrés significativo. Según la Organización Mundial de la Salud, las situaciones estresantes causan o exacerban problemas de salud mental, frecuentemente ansiedad o depresión, que requieren atención médica. En consecuencia, es lógico pensar que la pandemia pudiera ocasionar estragos duraderos en la salud mental de la población.

Muchos desastres observados durante la fase aguda de la pandemia pueden atribuirse a ella sin generar demasiado debate. Por ejemplo, hay consenso en que la pandemia, tanto por sus efectos directos como indirectos, provocó un aumento notable en el número de infecciones, fallecimientos y hospitalizaciones, así como una disminución del producto interior bruto, como mencionamos anteriormente. También existe evidencia sólida de que, como explicaremos más adelante, en la fase inicial de la pandemia grandes sectores de la población experimentaron un aumento en los síntomas de depresión y ansiedad. Sin embargo, en lo que respecta al posible empeoramiento de la salud mental global a largo plazo debido a la pandemia, aún no se ha alcanzado una conclusión definitiva, a pesar de los cientos de estudios realizados. Esto se debe a que los hallazgos científicos pueden variar según el enfoque metodológico utilizado en los diferentes estudios.

En términos generales, existen dos metodologías comunes para la investigación científica en el campo de la salud, ambas igualmente válidas dependiendo del problema a estudiar. Por un lado, los estudios *longitudinales* siguen a las mismas personas durante un largo periodo de tiempo, lo que permite establecer relaciones de causa y efecto y evaluar cómo evolucionan sus síntomas. Esta metodología es ideal para identificar cambios a lo largo del tiempo. Por otro lado, los estudios *transversales* ofrecen una fotografía «instantánea» en un momento específico, muy válido para generar hipótesis, pero no permiten inferir cambios o relaciones causales a lo largo del tiempo. Los estudios transversales son más rápidos, fáciles de ejecutar y tienen menor coste. Debido a la urgente necesidad de obtener datos lo antes posible frente a la emergencia médica global más grave de los últimos cien años, este tipo de estudios fueron los más frecuentes durante la pandemia.

El número de participantes en un estudio también tiene gran importancia. Cuanto menor sea el número de sujetos y localizaciones geográficas en un estudio, menor será su capacidad para generalizar los resultados a la población general. Poder generalizar es crucial, ya que las conclusiones obtenidas de un estudio limitado a unos pocos pacientes en un área restringida tendrán poco valor para orientar cambios en políticas de salud global o tratamientos específicos. Existe una herramienta estadística, el metanálisis, que agrupa los resultados de diversos ensayos clínicos para evaluarlos de manera conjunta. Al combinar los resultados de múltiples estudios, se incrementa el tamaño de la muestra, lo que mejora la potencia estadística. Asimismo, la inclusión de estudios realizados en distintos centros y ubicaciones geográficas contribuye a que los resultados sean más fácilmente generalizables, proporcionando una visión más robusta y representativa de la cuestión a examen.

Los estudios científicos

La mayoría de los estudios que analizaron la salud mental en las distintas fases de la pandemia se realizaron fuera de España, aunque los investigadores locales también abordaron este tema. A continuación, se presenta una selección de estudios llevados a cabo tanto a nivel nacional como internacional. Una de las principales preocupaciones fue determinar el impacto en la población infantil y juvenil, cuya vida social, fundamental para su desarrollo, se vio completamente interrumpida. También se puso especial atención en las personas con trastornos psicológicos preexistentes, dado que el acceso a servicios de salud se redujo considerablemente durante la pandemia.

Uno de los primeros equipos en España en evaluar los efectos de la pandemia en la salud mental fue el del profesor Luís Miguel García, de la Universidad Miguel Hernández en Alicante, que comparó varios grupos de personas: trabajadores de la salud, mayores y menores de 60 años, aquellos con antecedentes de problemas de salud mental, y entre hombres y mujeres. Los hallazgos mostraron una clara diferencia en el impacto según los grupos. Los trabajadores de la salud, que experimentaron altos niveles de ansiedad y depresión al principio de la pandemia debido a los riesgos y la sobrecarga laboral, mostraron una mejora significativa un año después, cuando las presiones disminuyeron. Sin embargo, las mujeres y aquellas personas con antecedentes de problemas de salud mental continuaron presentando dificultades, con un deterioro en su estado mental que se mantuvo a lo largo del año. Los autores señalaron que, al comparar diferentes participantes en los dos puntos temporales, los resultados no pudieron generalizarse completamente a toda la población.

La doctora Catherine K. Ettman, de la Universidad de Boston en Massachusetts, completó un estudio transversal con 1470 adultos, encontrando un aumento de más de tres veces en la prevalencia de síntomas de depresión durante la pandemia en comparación con el periodo prepandémico. Los autores advierten que se compararon diferentes grupos de pacientes, lo que limita la capacidad de inferir si el aumento en los síntomas fue causado directamente por la pandemia o por otros factores. A pesar de esta limitación, el estudio también fue uno de los primeros en señalar un impacto negativo significativo en la salud mental durante la pandemia.

Otro equipo, el del doctor Vicente Llorca, del Hospital Universitario Santa María de Lérida, en Lleida, se centró en las visitas a emergencias de menores de edad, analizando tres periodos distintos: antes del confinamiento, durante el primer estado de alarma y en el segundo estado de alarma en España. Los resultados mostraron un aumento notable en el número de menores que acudieron a emergencias, una disminución en la edad de los pacientes y un incremento en las ideas suicidas entre los jóvenes. Sin embargo, al tratarse de un estudio transversal, aunque haya sospechas, no se puede establecer una relación causal directa entre el confinamiento y el aumento de los problemas de salud mental. Por otro lado, un estudio realizado en Estados Unidos por la epidemióloga Charmaine Biega, del NationWide Children Hospital de Columbus en Ohio, demostró que en ese país, al menos, las visitas a urgencias ya venían aumentando considerablemente mucho antes de la pandemia. También hay otras dos investigaciones que aportan información adicional sobre el impacto en la población infantil y juvenil. La doctora Tamsil Newlove-Delgado, de la Universidad de Exeter, examinó 51 artículos, dos de ellos españoles, que comparaban datos pre y durante la pandemia. Concluía que parecía haber un deterioro leve en algunos de los síntomas de salud mental evaluados, pero los resultados fueron mixtos y no se pudo identificar un patrón claro. Urvashi Panchal, del Institute of Psychiatry, Psychology and Neuroscience de Londres, reviso 61 estudios, incluyendo nueve publicaciones españolas, que evaluaban los efectos del confinamiento en la salud mental infantil y juvenil. Los resultados fueron muy variados, con algunos estudios que mostraban un aumento en los síntomas de depresión y ansiedad, especialmente en niños con condiciones preexistentes, mientras que otros estudios revelaban que pasar más tiempo en familia durante el encierro fue beneficioso para muchos hogares. Los autores advierten sobre la imposibilidad de generalizar los hallazgos debido a las grandes diferencias metodológicas entre los estudios.

Sin embargo, un estudio longitudinal realizado por el equipo de la doctora Courtney K. Blackwell, de la Universidad Northwestern en Chicago, realizado con 1229 menores de entre 6 y 17 años, presentó resultados opuestos a estudios transversales. Se encontró que el impacto de la pandemia en la salud mental de los niños y adolescentes fue mínimo en comparación con lo que se había informado en estudios anteriores. A diferencia de los estudios transversales, que pueden sobrestimar la prevalencia de problemas de salud mental, este estudio subraya una notable resiliencia.

La Organización Mundial de la Salud realizó una revisión de numerosos estudios publicados hasta octubre de 2022, encontrando varios hallazgos clave. Durante el primer año de la pandemia, se observó un aumento considerable en el porcentaje de problemas de salud mental en la población general y ciertos subgrupos como los menores de edad, mujeres y aquellos con enfermedad preexistente que tuvieron mayor riesgo. En cuanto al suicidio, las conclusiones de esta revisión fueron mixtas; aunque no se evidenciaron cambios significativos en las tasas generales, sí se esbozó un aumento del riesgo en la población infantil y juvenil. Además, se encontró que el riesgo de mortalidad durante la pandemia fue mayor entre las personas con problemas de salud mental. Se señaló que la escasez de estudios longitudinales limitó la capacidad para inferir causalidad, y que las diferencias metodológicas entre los estudios dificultaron la comparación e interpretación de los resultados.

Entrando más en detalle con respecto a las tasas de suicidio, existía el temor de que el estrés provocado por la pandemia pudiera desencadenar un aumento considerable. Sin embargo, los estudios que intentaron esclarecer este tema arrojaron conclusiones contradictorias. El doctor Nick Glozier, de la Universidad de Sídney, destaca en su investigación que, después de quince meses de pandemia, las predicciones de un aumento masivo en los suicidios afortunadamente no se cumplieron. Por otro lado, un estudio publicado en 2024 por el doctor Alejandro F. de la Torre, de la Universidad Complutense de Madrid, comparó las cifras de suicidios en España antes y durante la pandemia, encontrando un aumento significativo en 2021 y 2022 en comparación con años anteriores. Sin embargo, según el Instituto Nacional de Estadística, las cifras de suicidio en España ya estaban en ascenso antes de la pandemia: 3671 en 2019, 3941 en 2020,

4003 en 2021 y 4227 en 2022. Los datos preliminares para 2023, además, mostraron una disminución del 6,5 % con respecto a 2022, registrando 4018 suicidios. A nivel europeo, el doctor Tamas Lantos, de la Universidad de Szeged en Hungría, examinó las tasas de suicidio en la Unión Europea entre 2019 y 2020, y en promedio no encontró un aumento significativo en el número de suicidios durante este periodo, excepto para mayores de 65 años en algunos países, entre ellos España.

En cuanto al suicidio en la población infantil y juvenil, la doctora Shery Madigan, de la Universidad de Calgary en Canadá, revisó un metanálisis internacional con 43 estudios —incluidas tres investigaciones españolas— que comparaban antes y durante la pandemia las consultas por intentos de suicidio. Los resultados mostraron un aumento, lo que sugiere un deterioro en la salud mental de los jóvenes durante este periodo. No obstante, los autores señalan que las diferencias en los diseños de los estudios, la mayoría de los cuales eran transversales, limitaron la capacidad de establecer si la pandemia fue la causa directa de este incremento. Asimismo, los comportamientos suicidas ya venían aumentando antes de la pandemia, según encuestas realizadas por el Centro para la Prevención y Control de las Enfermedades estadounidense, más conocido por las siglas CDC.

Finalmente, el equipo liderado por Ying Sun, del Institut de recherches cliniques en Montreal, realizó un análisis exhaustivo de miles de estudios que compararon la salud mental durante la pandemia con niveles previos en los mismos grupos. Este análisis se centró exclusivamente en estudios longitudinales de alta calidad, evaluando indicadores de salud mental general, así como síntomas de ansiedad y depresión tanto en la población general como en subgrupos específicos. Los hallazgos revelaron que, a nivel poblacional, no se produjo una crisis de salud mental generalizada durante la pandemia. Por el contrario, se observó un notable nivel de resiliencia, con deterioros de mínima a pequeña magnitud. Sin embargo, ciertos subgrupos específicos sí experimentaron consecuencias más marcadas. Las mujeres presentaron un empeoramiento en todos los aspectos de la salud mental, aunque en magnitudes pequeñas. Asimismo, los adultos mayores, estudiantes universitarios y personas que se identificaron como parte de un grupo minoritario de género o sexual sufrieron un ligero aumento en los síntomas de depresión.

Conclusiones

Los estudios sobre el impacto de la pandemia en la salud mental han arrojado resultados diversos y, en ocasiones, contradictorios, dependiendo tanto del enfoque metodológico como del tipo de población analizada. Por ejemplo, algunos estudios transversales destacaron un aumento significativo en los problemas de salud mental durante la pandemia. Sin embargo, investigaciones longitudinales sugirieron que el impacto fue menos severo de lo que se temía inicialmente, evidenciando que la resiliencia fue más prevalente de lo anticipado. A pesar de estas diferencias, ciertos patrones son consistentes: las mujeres y las personas con antecedentes de problemas de salud mental parecen haber sido los grupos más afectados de manera sostenida. Sin embargo, la última palabra sobre las consecuencias a largo plazo de la pandemia de COVID-19 en la salud mental aún está por escribirse. Para obtener conclusiones definitivas, será necesario realizar metanálisis adicionales basados en estudios longitudinales de alta calidad.

Por el momento, aunque las fases iniciales de la pandemia tuvieron un impacto significativo en la salud mental a nivel individual y en ciertos grupos vulnerables, parece que a nivel general la población mostró una notable capacidad de recuperación. Este hallazgo sobre la vulnerabilidad de ciertas poblaciones, que no solo se limita a los estragos causados por la pandemia, resalta la importancia de fortalecer los sistemas de acceso a salud mental para los grupos generalmente más susceptibles. Si bien es posible que durante las fases iniciales de la pandemia se haya observado un aumento en la prescripción de psicofármacos, hasta el momento no se han realizado estudios que demuestren su influencia directa en el incremento progresivo del consumo general. Este patrón ascendente ya estaba presente antes de la pandemia, lo que dificulta atribuir cuál es realmente su impacto específico sobre las cifras de psicofármacos.

3

INTRODUCCIÓN A LA PSICOFARMACOLOGÍA*

La mayoría de los medicamentos utilizados para tratar trastornos psicopatológicos logran su efecto terapéutico actuando directamente a nivel molecular en el sistema nervioso. Comprender conceptos básicos sobre la estructura macroscópica (anatomía), la estructura microscópica (histología) y el funcionamiento normal (fisiología) del sistema nervioso es clave para entender cómo funcionan estos medicamentos. Este capítulo proporcionará los fundamentos necesarios para facilitar la comprensión de los mecanismos de acción de los psicofármacos.

---

* Escrito e ilustrado por los doctores Aaron D. Kaplan (Neurocritical Fellow, Stanford Medicine, Palo Alto, California) y Yonatan B. Kaplan (Clinical Assistant Professor of Psychiatry, Mount Sinai Medical School, Nueva York).

La estructura macroscópica: anatomía

El sistema nervioso se divide en dos partes principales, *central* y *periférico*. El sistema nervioso central está compuesto por el encéfalo (que incluye el cerebro, el cerebelo y el tronco encefálico) y la médula espinal. Estas estructuras están protegidas por huesos: el cráneo, que resguarda el encéfalo, y la columna vertebral, que protege la médula espinal. Además, están recubiertas por las meninges, dos capas de tejido entre las cuales circula el líquido cefalorraquídeo, creando un efecto similar a flotar dentro de un saco, que las protege de golpes. La función principal del sistema nervioso central es procesar e interpretar la información del cuerpo y el entorno, para después generar respuestas adecuadas. Controla cómo pensamos, aprendemos, nos movemos y sentimos.

Uno de los primeros hallazgos anatómicos en el sistema nervioso central fue la identificación de dos tipos principales de tejido: la sustancia blanca y la sustancia gris. La corteza cerebral, que es la capa externa del cerebro, está compuesta principalmente por sustancia gris y tiene una apariencia rugosa debido a sus numerosos pliegues. Por otro lado, el interior del cerebro es más rico en sustancia blanca.

El cerebro se divide en dos hemisferios. Cada uno de ellos está a su vez dividido en lóbulos, que se asocian a funciones específicas:

— Lóbulo frontal: Responsable de funciones cognitivas como el razonamiento, la atención y el control de movimientos voluntarios.
— Lóbulo parietal: Procesa información sensorial como temperatura, gusto, tacto y movimiento.
— Lóbulo occipital: Se encarga de la visión.

— Lóbulo temporal: Relacionado con los recuerdos y su integración con las sensaciones de gusto, oído, vista y tacto.

Además, el cerebro incluye estructuras corticales y subcorticales que forman el *sistema límbico*, una región clave en la producción de la memoria y la regulación de instintos y emociones.

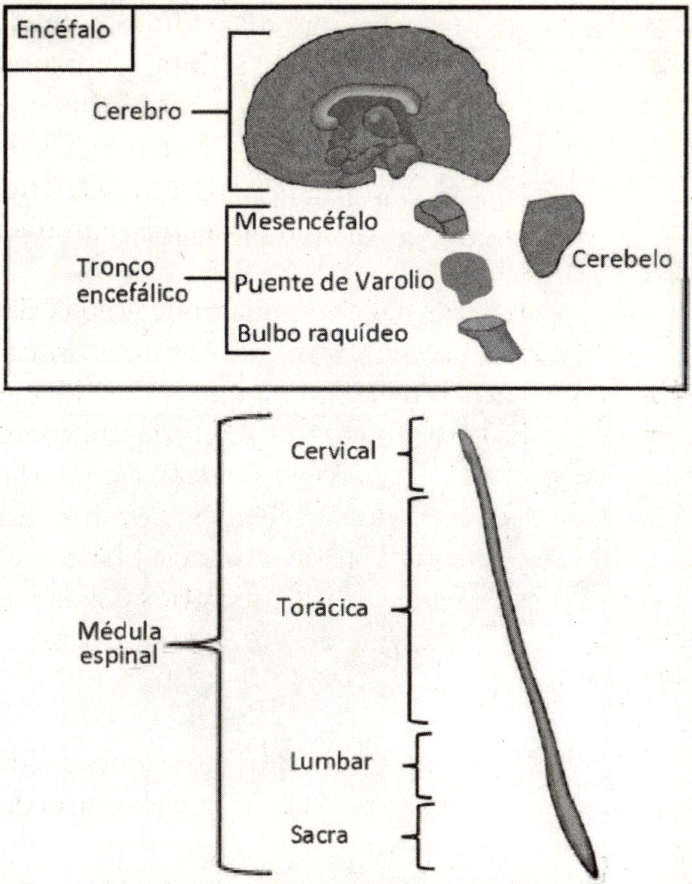

FIGURA 1. Sistema nervioso central.
(Ilustrado por el Dr. Yonatan B. Kaplan).

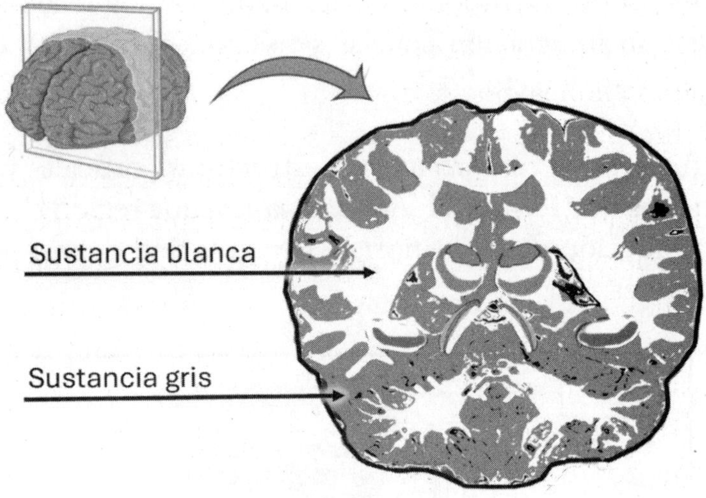

FIGURA 2. Sustancias blanca y gris.
(Ilustrado por el Dr. Aaron D. Kaplan).

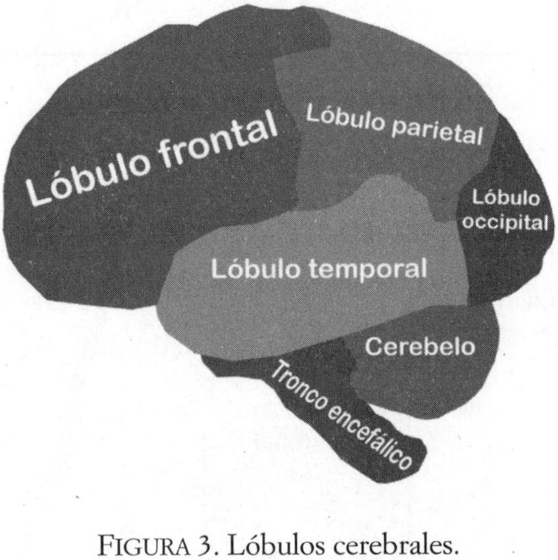

FIGURA 3. Lóbulos cerebrales.
(Ilustrado por el Dr. Aaron D. Kaplan).

El *sistema nervioso periférico* se compone de los nervios, prolongaciones de las células del sistema nervioso central llamadas axones, que se distribuyen por el cuerpo. Los nervios transportan información desde los órganos hacia el sistema nervioso central y llevan las respuestas de este hacia los tejidos del cuerpo. Un ejemplo de la interacción entre el sistema nervioso central y el periférico es la decisión de mover la mano con precisión para agarrar un objeto. Los nervios periféricos motores envían señales desde el sistema nervioso central a los músculos de la mano, indicándoles que se contraigan. Al mismo tiempo, los nervios sensoriales transmiten información de vuelta al cerebro sobre la presión y la textura del objeto, permitiendo ajustar la fuerza de agarre.

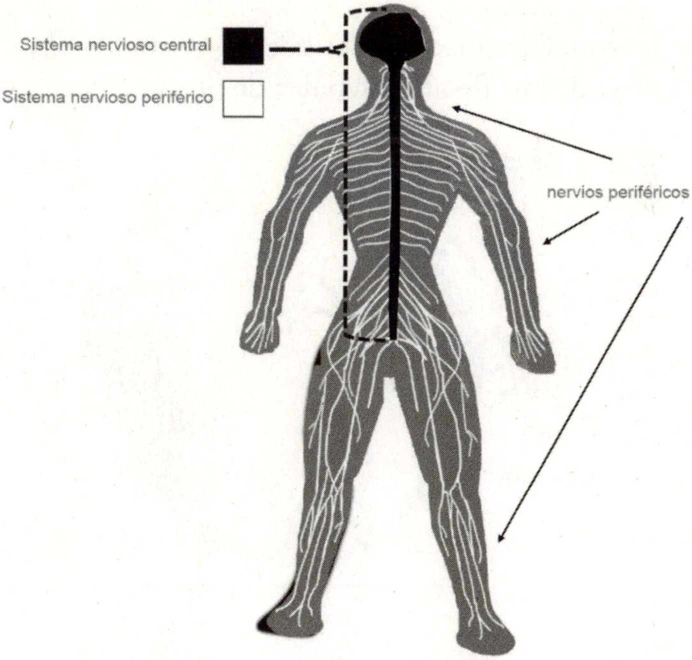

FIGURA 4. Sistema nervioso periférico.
(Ilustrado por el Dr. Yonatan B. Kaplan).

La estructura microscópica: histología

Todos los órganos humanos, a nivel microscópico, están compuestos por células. El sistema nervioso está compuesto por varias clases de células distintas. Una de ellas, la neurona, es la responsable de transmitir y procesar la información en el sistema nervioso. Se estima que el cerebro humano contiene aproximadamente 100.000 millones de neuronas, interconectadas en una extensa red mediante un proceso llamado neurotransmisión. Cada neurona consta de tres partes principales:

— Cuerpo neuronal: Donde se encuentra el núcleo, que es una parte esencial para el funcionamiento de las células.
— Axón: Conduce señales hacia otras neuronas.
— Dendritas: Reciben señales de otras células.

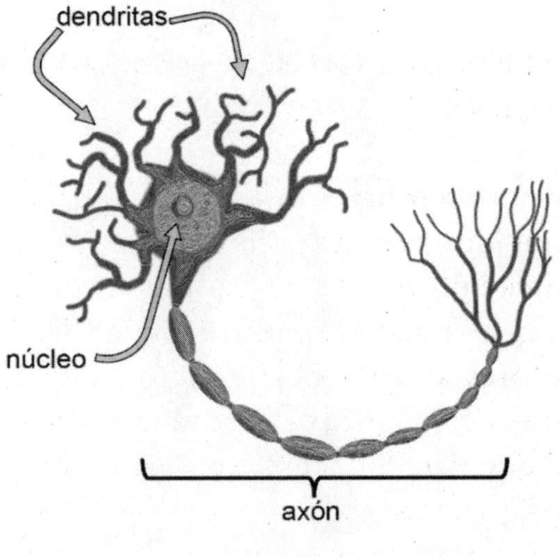

FIGURA 5. La neurona.
(Ilustrado por el Dr. Yonatan B. Kaplan).

En el siglo XVIII, Franz Joseph Gall fue el primero en teorizar que la sustancia gris mencionada anteriormente estaba compuesta principalmente por cuerpos neuronales, mientras que la sustancia blanca se forma principalmente por axones, que son las prolongaciones de las neuronas encargadas de transportar señales. El gran científico español Santiago Ramón y Cajal, Premio Nobel de Medicina en 1906, ya postulaba la «doctrina de la neurona», estableciendo que las neuronas son las unidades fundamentales del sistema nervioso y describiendo la importancia de sus conexiones.

Además de las neuronas, el sistema nervioso contiene otros tipos de células, como microgliales, astrocitos, oligodendrocitos y células de Schwann, que desempeñan funciones arquitectónicas y de defensa. Aunque son esenciales para el funcionamiento del sistema nervioso, su relevancia directa en la psicofarmacología es menor.

El funcionamiento del sistema nervioso: fisiología y neurotransmisión

Para que un ser vivo funcione correctamente, sus células necesitan comunicarse entre sí para coordinar sus funciones. Esta comunicación ocurre gracias a sustancias llamadas mensajeros, que transmiten información de una célula a otra, y receptores, que reciben esa información y desencadenan acciones específicas basadas en ella. El grado de exclusividad que tiene un mensajero para unirse únicamente a su receptor correspondiente se denomina afinidad por un receptor. Cuando un mensajero se une a su receptor, se generan reacciones biológicas fundamentales. Veamos algunos ejemplos de mensajeros hormonales:

— Estrógenos: Hormonas producidas por los ovarios que viajan por la sangre y se unen a receptores específicos en varios órganos, generando diferentes efectos.
— Insulina: Una hormona del páncreas que regula los niveles de glucosa en sangre al unirse a receptores específicos en distintas células.

En el sistema nervioso, los mensajeros se llaman neurotransmisores, y el proceso de comunicación entre las neuronas se conoce como neurotransmisión. Cuando este proceso se altera, contribuye al desarrollo de trastornos psicológicos. Por eso, entender cómo funciona esta comunicación es clave para comprender muchas enfermedades y cómo tratarlas.

Una forma común de neurotransmisión, pero no la única, ocurre en el espacio microscópico que separa las neuronas, llamado *sinapsis*. En este proceso, los neurotransmisores liberados por una neurona interactúan con los receptores de otra, facilitando la comunicación entre ambas. De manera simplificada, la neurotransmisión comienza cuando un impulso eléctrico recibido por la *neurona presináptica*, situada antes del espacio sináptico, recorre su axón hasta llegar al extremo. Allí, este impulso provoca la liberación de neurotransmisores almacenados en vesículas. Estos mensajeros atraviesan el espacio sináptico y se unen a receptores específicos en la superficie de la *neurona postsináptica*, ubicada al otro lado de la sinapsis. La interacción entre neurotransmisor y receptor genera un nuevo impulso eléctrico en la neurona postsináptica, que lo transmite a lo largo de su axón, repitiendo el ciclo continuamente. Este sofisticado sistema, que combina señales eléctricas y químicas, permite que los mensajes lleguen a su destino y desencadenen funciones tan diversas como pensamientos, emociones, movimientos musculares y muchas otras actividades esenciales.

NEUROTRANSMISORES PRINCIPALES, SUS ROLES Y LAS PATOLOGÍAS RELACIONADAS

Nombre	Abreviación	Relacionado con	Implicado en
Acetilcolina	ACH	Memoria, Atención	Alzheimer, Esquizofrenia
Glutamato	GLU	Excitador de transmisión	Epilepsia, Trastorno bipolar
Ácido γ-aminobutírico	GABA	Inhibición de transmisión	Ansiedad Sueño
Histamina	H	Excitador de transmisión	Ansiedad
Serotonina	5-HT	Ánimo	Depresión
Dopamina	DA	Funciones motoras, Memoria, Placer y motivación	Parkinson, TDAH, Depresión, Esquizofrenia
Noradrenalina	NA	Ánimo, Atención	Depresión, TDAH

Para que la neurotransmisión funcione correctamente, la cantidad de neurotransmisor en el espacio sináptico debe mantenerse en niveles óptimos durante un tiempo determinado. Aunque no se conoce con exactitud cuál es esa cantidad ideal, hay tres mecanismos principales que regulan el tiempo de acción del neurotransmisor controlando su presencia en este espacio:

— Destrucción: Sustancias específicas descomponen el neurotransmisor en el espacio sináptico, evitando que continúe actuando.

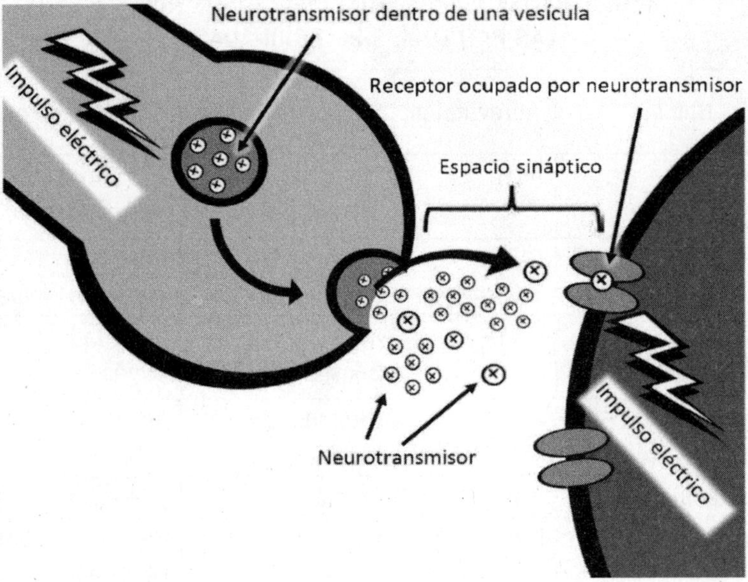

FIGURA 6. Neurotransmisión. (Ilustrado por el Dr. Yonatan B. Kaplan).

— Recaptación: La neurona que liberó el neurotransmisor lo reabsorbe mediante un sistema especializado que utiliza transportadores específicos.
— Difusión: El neurotransmisor se dispersa fuera del espacio sináptico, desapareciendo de esta área.

Estos tres mecanismos trabajan conjuntamente para regular la cantidad de neurotransmisor en el espacio sináptico, asegurando que la neurotransmisión se mantenga en niveles adecuados para el funcionamiento normal.

PRINCIPIOS BÁSICOS DE FARMACOLOGÍA

La farmacología se divide en dos áreas principales: farmacocinética y farmacodinámica. La farmacocinética estudia cómo el cuerpo absorbe, distribuye, metaboliza y elimina los medicamentos, es decir, «lo que el cuerpo hace al fármaco». Estos procesos son clave para ajustar las dosis en casos especiales. Por ejemplo, si un medicamento se elimina principalmente por el hígado y se administra a un paciente con insuficiencia hepática, será necesario reducir la dosis. De lo contrario, al no funcionar el mecanismo de eliminación hepático, el fármaco podría acumularse en el cuerpo, aumentando su concentración y causando efectos adversos.

La farmacodinámica, por su parte, estudia los efectos terapéuticos y mecanismos de acción, es decir, «lo que el fármaco le hace al cuerpo». Estos conocimientos nos informan sobre la eficacia y los posibles efectos adversos de los medicamentos. Mas concretamente, la mayoría de los psicofármacos actúan mediante su interacción con receptores específicos en el organismo. Estos medicamentos están diseñados para tener afinidad por ciertos receptores ya presentes en el cuerpo. Por ejemplo, un receptor dopaminérgico no distingue entre la dopamina natural producida por el organismo y una sustancia sintética con afinidad por el mismo receptor. Cuando el fármaco se une al receptor de manera similar al neurotransmisor fisiológico, puede imitar las acciones de este. Algunos fármacos se acoplan únicamente a un tipo de receptor (selectivos), mientras que otros interactúan con varios receptores diferentes (no selectivos). Los fármacos no selectivos tienen un mayor riesgo de causar efectos secundarios, ya que, además de activar los receptores que producen el efecto terapéutico, también pueden actuar sobre otros receptores, generando resultados no deseados.

Los fármacos se clasifican según cómo interactúan con los receptores. Los denominados «agonistas» son sustancias que tienen afinidad por el receptor, es decir, pueden unirse a él, y además poseen *actividad intrínseca*, lo que significa que generan una respuesta al activar el receptor. En otras palabras, su efecto terapéutico surge al inducir una acción celular específica cuando se acoplan al receptor correspondiente. En contraste, los conocidos como «antagonistas» también tienen afinidad por el receptor, pero carecen de actividad intrínseca. Esto quiere decir que, aunque se unan al receptor, no generan una respuesta. Su función terapéutica consiste en bloquear el receptor, impidiendo que los neurotransmisores naturales del organismo se unan a él y desencadenen una acción. En capítulos posteriores se explicará como todos estos mecanismos son utilizados por los psicofármacos para producir sus efectos beneficiosos.

4

TERAPIAS NO FARMACOLÓGICAS*

El tratamiento de las enfermedades psicológicas incluye tanto enfoques farmacológicos como no farmacológicos. Entre estos últimos destacan las psicoterapias, basadas en la comunicación verbal. Durante un tiempo, desde algunos ámbitos profesionales, científicos e incluso económicos, se argumentó que las psicoterapias eran menos eficaces, con el razonamiento de que una conversación difícilmente podría igualar la acción directa de un medicamento sobre el sistema nervioso. Incluso se planteaban preguntas como: «¿Por qué pagar para hablar con un desconocido si un amigo puede ofrecer lo mismo gratis?». Muchas dudas en torno a la psicoterapia se debían a serias dificultades para diseñar estudios científicos que demostraran la eficacia de este tipo

---

* Capítulo escrito en colaboración con Beatriz Urra (psicóloga sanitaria y forense. Subdirectora del Hospital de Día Retiro. Madrid).

de terapias con el mismo rigor que los estudios farmacológicos. Mientras que la investigación sobre medicamentos solía incluir comparaciones claras entre grupos que recibían tratamiento y aquellos que tomaban placebos, los estudios en psicoterapia se limitaban a menudo a informes de casos individuales documentados por los terapeutas. Investigaciones más recientes, siguiendo métodos estadísticos robustos, han demostrado sin embargo que la psicoterapia puede ser tan eficaz como la farmacología para ciertos grados de severidad y condiciones específicas. Se ha comprobado que la psicoterapia genera cambios en los procesos neuronales comparables a los producidos por los psicofármacos, y que su combinación con medicaciones es más eficaz que la medicación por si sola. Estos hallazgos han sido confirmados por ensayos realizados por equipos de investigación como el del profesor Pim Cuijpers, de la Universidad Vrije en Ámsterdam, y el del profesor Alessio Barsaglini, del Institute of Psychiatry del King's College en Londres.

Con respecto a los tratamientos psicológicos eficaces para la depresión, los profesores Marino Pérez y José Manuel García, de la Universidad de Oviedo y Almería respectivamente, nos hacen saber que «los tratamientos farmacológicos fueron los primeros en ser estudiados de modo sistemático, son los más utilizados, se les supone por ley una cierta comprobación y, en fin, están en competitividad con los psicológicos», de modo que marcan la pauta a seguir. Pero entre los tratamientos psicológicos hay tres que cuentan con suficientes estudios controlados como para poder afirmar que están bien establecidos. Son la terapia de conducta (que incluye seis variantes: programa de actividades agradables, entrenamiento en habilidades sociales, «curso para el afrontamiento de la depresión» de Lewinsohn, terapia de autocontrol, terapia de solución de problemas y terapia conductual de pareja), también la terapia cognitiva de Beck y la psicoterapia interpersonal de Klerman. Asimismo, estas terapias, en ciertos casos han mostrado como mínimo una eficacia similar a la de los mejores tratamientos farmacológicos. Es más, los autores concluyen que el tratamiento psicológico debería ser el tratamiento de elección en muchas instancias de «depresión unipolar».

Si bien este libro se centra en los tratamientos psicofarmacológicos, un uso adecuado de las medicaciones implica también saber cuándo no utilizarlas. A lo largo de los capítulos se destacarán situaciones en las que la farmacología no es necesaria o cuando deba combinarse con otros enfoques terapéuticos. A continuación, presentamos los tratamientos no farmacológicos más reconocidos en el ámbito de la salud mental, que desempeñan un papel crucial en el manejo integral de muchas condiciones.

Terapias no farmacológicas

Psicoterapias

Por lo general, estas terapias se recomiendan exclusivamente en casos de trastornos leves o de leve a moderados. En cuadros de mayor gravedad, se sugiere combinar la psicoterapia con terapias farmacológicas para optimizar los resultados. Existen diversas modalidades de psicoterapia, algunas de las cuales se enumeran a continuación. Muchas de ellas pueden aplicarse de manera individual, grupal, familiar y/o en terapia de pareja, según las necesidades específicas de cada paciente. Además, en los últimos años, el uso de la modalidad *online* ha facilitado considerablemente a los pacientes poder seguir un proceso terapéutico desde cualquier parte del mundo.

Psicoanálisis: La teoría «original» desarrollada por Sigmund Freud a finales del siglo XIX investiga el funcionamiento psicológico normal como una técnica que mejora los conflictos y dificultades del psiquismo humano. Freud amplió los conceptos de «neurosis», «ego», «superego» e «id» y aplicó su teoría a la interpretación de los sueños. Al ser una terapia de larga duración y costosa, aunque el psicoanálisis es efectivo para una gran variedad de trastornos, ha sido remplazado en muchos casos por terapias más breves en el tiempo que también demuestran eficacia.

Terapia cognitiva conductual: Se centra en identificar y cambiar pensamientos y comportamientos disfuncionales. Es una de las mejores estudiadas y con datos que comprueban su efectividad en una variedad de trastornos psicológicos, particularmente en la ansiedad y la depresión, con resultados que suelen aparecer más rápido que en otras técnicas tradicionales.

Mindfulness: Es un programa estructurado que enseña técnicas de atención plena, como estar consciente en el momento presente, sin juzgar los pensamientos o sentimientos. Se aplica en personas que sufren de ansiedad, depresión y dolor crónico.

Terapia dialéctico-conductual: Combina la atención plena con elementos de la terapia cognitiva. Según la doctora Irene de la Vega, del Hospital Clínico San Carlos en Madrid, ha mostrado eficacia en la prevención de conductas suicidas, como así también en otras psicopatologías.

Grupos de apoyo: Participar en estos grupos proporciona un espacio para compartir experiencias y sentimientos con otras personas que se enfrentan a desafíos similares. Probablemente, reducen la percepción de aislamiento, generan un compromiso de cambio individual y grupal, permiten la expresión de dudas y miedos conjuntos, los integrantes adquieren nuevas herramientas y estrategias de afrontamiento gracias al aprendizaje vicario y mejoran el bienestar psicológico, especialmente en personas con trastornos emocionales.

Terapias familiares o de pareja: Las intervenciones que involucran a la familia o a la pareja pueden ser útiles para abordar los problemas subyacentes que afectan a la salud mental de una persona. Estas terapias mejoran la comunicación, el apoyo y la resolución de conflictos, lo que puede reducir los síntomas de ansiedad y depresión. El abordaje terapéutico se centra en el establecimiento de límites, roles y una estructura jerárquica. Busca restablecer el equilibrio familiar dando a cada miembro la oportunidad de ser parte de la solución y tener un espacio de expresión y cambio. Son muchas las corrientes y terapias psicológicas que han demostrado en las últimas décadas su eficacia, además de las ya citadas anteriormente, tales como terapia sistémica, conductista, humanista, Gestalt...

La psicoterapia resulta de gran utilidad y eficacia en campos tan diversos y distintos como la intervención en crisis y emergencias, el consumo de sustancias y adicciones, neuropsicología, psicooncología, psicología perinatal, terapia sexual, rehabilitación para los más mayores, psicología de la salud, en el ámbito educativo... y un largo etcétera. La labor terapéutica no se centra exclusivamente en la intervención cuando ya ha aparecido el conflicto/problema del paciente, sino que la labor de la psicología va mucho más allá, haciendo hincapié en la prevención, detección y prevención de futuras recaídas. El éxito del proceso terapéutico dependerá de multitud de factores internos y externos, pero no cabe duda de que hacer partícipe al paciente de su propio cambio y conocedor de sus luces y sombras conlleva que este se involucre y busque su desarrollo y bienestar personal. La terapia implica una progresiva toma de conciencia que lleva tiempo, así como la modificación de hábitos y patrones instaurados desde hace muchos años. Entenderse, cuidarse, asumir y flexibilizar serán pasos inequívocos de un gran logro personal. El paciente deberá responsabilizarse de sus objetivos y el terapeuta tendrá un rol de facilitador a través de distintas técnicas para lograr el fin deseado.

Terapias somáticas no farmacológicas

Terapia electroconvulsiva: Es uno de los tratamientos psiquiátricos mejor estudiados y con mayores tasas de eficacia y seguridad para abordar ciertos trastornos mentales graves cuando estos no responden a terapias tradicionales. Consiste en la aplicación de corrientes eléctricas al cerebro bajo anestesia controlada. A pesar de sus beneficios demostrados, aún enfrenta desconfianza en la población debido a su uso indebido en el pasado como método punitivo, su aplicación en patologías para las cuales no era necesario y el temor comprensible hacia las convulsiones. Según Javier Sanz, del Hospital Universitario 12 de Octubre en Madrid, esta desconfianza es bastante patente en España, pues, aunque el número de centros que disponen de esta técnica es uno de los más altos entre los países occidentales, la tasa de aplicación sigue siendo notablemente baja. Además, existen marcadas diferencias entre comunidades autónomas e incluso entre provincias y centros hospitalarios dentro de una misma región. En contraste, el resurgimiento del uso de esta terapia en Estados Unidos responde, en parte, a la creciente comprensión de que la farmacología no resulta eficaz para ciertos grupos de pacientes. También se debe a mejoras significativas en las técnicas de anestesia, que eliminan los movimientos musculares mientras preservan los efectos beneficiosos de la estimulación eléctrica en las células cerebrales. Además, la posibilidad de efectos adversos a largo plazo se ha reducido considerablemente, lo que refuerza su perfil de seguridad.

Estimulación magnética transcraneal (EMT): Es un tratamiento no invasivo que emplea campos magnéticos para estimular áreas específicas del cerebro asociadas con el estado de ánimo. Representa una alternativa para pacientes que no responden a las terapias tradicionales y que prefieren evitar la terapia electroconvulsiva. En países como Estados Unidos y España, la EMT ha ganado popularidad rápidamente, impulsada por datos iniciales muy optimistas, su aprobación por entidades gubernamentales y su carácter menos intrusivo. A diferencia de la terapia electroconvulsiva, la EMT no requiere anestesia ni provoca convulsiones, lo que permite a los pacientes reanudar sus actividades diarias inmediatamente después de cada sesión. No obstante, un metanálisis realizado por el profesor Stephano Brini, de la Universidad de Londres, señala que la eficacia de la EMT es menor de lo que indicaban los estudios iniciales.

Otras terapias

Actividad física: Se ha demostrado que el ejercicio regular, especialmente el aeróbico, como caminar, correr o nadar, reduce significativamente los síntomas de la depresión y la ansiedad. Los datos proporcionados por el profesor Michael Noetel, de la Universidad de Queensland, sugieren que el ejercicio puede ser tan eficaz como los antidepresivos en algunos casos de depresión leve a moderada. Participar en actividades físicas en grupo también fomenta la interacción social, lo cual es crucial para mejorar el estado de ánimo y reducir la soledad, un factor clave en trastornos emocionales.

Técnicas de regulación emocional: El *biofeedback* enseña a las personas a controlar funciones fisiológicas como la frecuencia cardíaca, la respiración y la temperatura corporal para reducir la ansiedad y el estrés. Se ha utilizado en pacientes con trastornos de ansiedad y ataques de pánico y trastorno por déficit de la atención e hiperactividad. Por su parte, las técnicas de relajación son métodos, como la relajación muscular progresiva y la respiración profunda, que ayudan a reducir la tensión física asociada con la ansiedad y el estrés. Estas técnicas son accesibles, fáciles de aprender y pueden ser aplicadas en cualquier momento para calmarse.

Cambios en el estilo de vida: La higiene del sueño es fundamental, pues la falta de sueño y la mala calidad del mismo son factores significativos en trastornos como la depresión y la ansiedad. Implementar hábitos de higiene del sueño, como tener una rutina regular, reducir el uso de pantallas antes de dormir y mantener un entorno tranquilo, puede mejorar la salud mental. Asimismo, la alimentación equilibrada también es importante, pues la salud física y emocional están sólidamente entrelazadas. Infinidad de datos sugieren que una dieta equilibrada, como la denominada «mediterránea», ayuda a prevenir obesidad, diabetes y otras enfermedades crónicas, y por lo tanto tendría probables efectos beneficiosos sobre la salud mental.

Arteterapia y musicoterapia: La inclusión del arte y la música en la vida de las personas hace que el proceso creativo ayude a explorar sus emociones y reducir el estrés. Su posible eficacia se ha comentado en algunas publicaciones, pero la cantidad de datos al respecto es insignificante en comparación con estudios disponibles sobre terapias tradicionales. Al no existir contraindicaciones aparentes, podrían ser beneficiosas en ciertos casos.

Intervenciones digitales: Las intervenciones digitales proponen abordajes novedosos que pueden mejorar el acceso y la adherencia al tratamiento. Datos de investigaciones como las del doctor Thomas Hull, de la Universidad de Columbia en Nueva York, observaron remisión en síntomas de ansiedad y depresión en pacientes que utilizaron aplicaciones digitales de salud mental. Dada su reciente aparición, será necesario obtener más datos para poder recomendarlas con convicción.

Exposición a la naturaleza: El texto dedicado enteramente a la terapia de la naturaleza, *Nature Therapy*, editado por el doctor Yonatan B. Kaplan de la Icahn School of Medicine Mount Sinai en Nueva York y el doctor Petros Levounis de la New Jersey Medical School, presenta en detalle este abordaje y comenta, entre otras, las siguientes técnicas. Por un lado, la terapia en entornos naturales, conocida como «ecoterapia», que consiste en la exposición a espacios verdes o la realización de actividades al aire libre, que pueden reducir el estrés y la ansiedad, mejorar el estado de ánimo y fomentar una sensación general de bienestar. También, la «jardinería terapéutica», que no solo mejora el bienestar físico, sino también el psicológico, ya que proporciona una sensación de logro y conexión con la naturaleza. Se ha utilizado en contextos de rehabilitación y tratamiento de la depresión. Finalmente, la «terapia asistida» con animales, que utiliza animales entrenados como parte de las sesiones terapéuticas, contribuye a reducir el estrés y los sentimientos de soledad. Las interacciones con los animales estimulan una sensación de bienestar y placer, aprovechando los beneficios emocionales que muchas personas experimentan al relacionarse con mascotas.

Conclusiones

Las últimas décadas han presenciado un avance extraordinario en la neurociencia, lo que ha permitido el desarrollo de medicamentos eficaces para el tratamiento de diversas dolencias psicopatológicas. Este auge de la psicofarmacología, aunque transformador, también ha generado una legítima preocupación sobre su posible uso excesivo, a menudo en detrimento de terapias no farmacológicas como la psicoterapia, cuya eficacia ha sido también comprobada en muchas situaciones.

Para tomar una decisión adecuada sobre cuál es el tratamiento más efectivo para una enfermedad específica, recomendamos que el paciente converse detalladamente con su médico sobre todas las opciones disponibles, incluso alternativas no farmacológicas. Es importante considerar la posibilidad de la psicoterapia como monoterapia para trastornos de severidad leve y siempre como parte de un abordaje terapéutico combinado en todos los otros casos.

SEGUNDA PARTE

LA PSICOFARMACOLOGÍA DE TRASTORNOS ESPECÍFICOS

5

TRASTORNO POR DÉFICIT DE ATENCIÓN E HIPERACTIVIDAD (TDAH)

Daniel, de nueve años, cursa cuarto grado de primaria y vive con sus padres, dos hermanos menores y un pequeño perro. Su familia no afronta dificultades económicas ni de salud, pero están preocupados por las constantes quejas de la escuela sobre su comportamiento. Los maestros y el gabinete de orientación han señalado que el niño tiene problemas para prestar atención, se levanta del asiento con frecuencia y distrae a sus compañeros. Cuando se le pide que corrija su actitud, se queda mirando fijo y no cambia su conducta. En lo académico, está retrasado en todas las materias excepto en educación física, donde muestra un nivel de energía muy alto. Las maestras han intentado apoyarlo dedicándole tiempo individual, lo que causa una mejoría temporal, pero los problemas reaparecen al regresar a la dinámica habitual de clase. Premiarlo por un buen comportamiento genera resultados breves, pero no sostenibles. Tanto las sesiones individuales con el psicólogo del gabinete escolar como las de familia no han tenido un impacto significativo.

Daniel considera que sus maestras son injustas, asegurando que son sus compañeros quienes se portan mal, pero solo lo castigan a él. Se queja de que los otros niños se mofan de él cuando las maestras no están mirando. En casa, en vez de realizar las tareas escolares o las del hogar, prefiere jugar con su perro, al que le demuestra gran cariño, o pasarse horas con su ordenador, motivo por el cual sus padres han tenido que prohibírselo. Aunque no es agresivo, requiere constantes recordatorios para colaborar en cualquier actividad. Hasta el tercer grado, Daniel no mostraba dificultades notables. Con el apoyo del gabinete y sus padres, logró pasar de curso, pero los problemas se han intensificado en el cuarto grado. Dado que las estrategias implementadas en la escuela no han dado resultado, el gabinete escolar ha recomendado que Daniel sea evaluado por un psiquiatra infantil y juvenil porque al niño «convendría medicarlo». Los padres, sin embargo, tienen dudas. La madre piensa que los problemas de su hijo provienen del acoso producido por sus compañeros. El padre dice que él era exactamente igual a su hijo a la misma edad y que no es un problema «psiquiátrico».

El trastorno por déficit de atención e hiperactividad (TDAH) es uno de los problemas psiquiátricos más frecuentemente diagnosticados en la niñez y adolescencia. De acuerdo con el doctor Ferrán Catalá López, del Centro Superior de Investigación en Salud Pública de Valencia, su prevalencia en la población infantil y juvenil en España está entre el 6 % y el 8 %, cifra que es similar a la hallada en el resto del mundo. No hay duda de que el trastorno causa gran sufrimiento en el paciente y su familia. Además de los problemas en el funcionamiento diario causados por los síntomas, si no es tratado, el TDAH puede tener graves consecuencias a largo plazo. Estudios epidemiológicos han demostrado una relación entre la enfermedad en la infancia y adolescencia, y la aparición años después de bajos rendimientos académicos, desempleo, dificultades sociales y de pareja, problemas legales serios y adicción a drogas. Afortunadamente, el trastorno puede ser tratado con éxito en la gran mayoría de los casos, y los fármacos empleados son de los más estudiados y seguros en el ámbito de la psiquiatría. Es probable que Daniel sufra de trastorno por déficit de atención e hiperactividad, ya que muestra síntomas típicos como los enumerados a continuación. Mas adelante exploraremos los abordajes terapéuticos utilizados para ayudar a pacientes como Daniel y otros.

SÍNTOMAS CARACTERÍSTICOS DE TDAH EN LA POBLACIÓN INFANTIL Y JUVENIL

Falta de atención:

Está distraído frecuentemente
Parece no escuchar cuando se le habla
Tiene dificultad en seguir instrucciones, hacer tareas escolares y organizarse
Evita tareas que requieren esfuerzo
Pierde materiales escolares con frecuencia
Es olvidadizo

Hiperactividad e impulsividad:

Está inquieto en el asiento y se levanta frecuentemente
Corretea cuando no corresponde
Le es difícil estar tranquilo durante actividades recreativas.
Parece como si «lo impulsara un motor»
Habla excesivamente, fuera de turno, e interrumpe conversaciones de otros

Hasta hace poco, se creía que el TDAH era una condición que afectaba únicamente a menores y que sus síntomas disminuían en la edad adulta. Sin embargo, estudios recientes han demostrado que es común en adultos y puede causar tantos problemas como en los jóvenes. En la población adulta de Estados Unidos, el profesor Ronald C. Kessler, de la Universidad de Harvard en Boston, ha estimado su prevalencia en un 4,4 %. En España, aunque no se ha compilado una casuística rigurosa comparable, el porcentaje de casos registrados es mucho más bajo debido al infradiagnóstico de la enfermedad. A pesar de ello, de acuerdo con el doctor César Merino-Soto y su grupo multiuniversitario español, el TDAH en adultos provoca costes altísimos para la sociedad. El *Manual diagnóstico y estadístico de los trastornos mentales* de la American Psychiatric Association ha incorporado criterios que facilitan el diagnóstico en adultos, reconociendo que la manifestación clínica en este grupo suele ser diferente a la de los jóvenes.

SÍNTOMAS CARACTERÍSTICOS DE TDAH EN LA POBLACIÓN ADULTA

Los síntomas de falta de atención e hiperactividad/impulsividad no son los clásicos de los niños, sino que afectan a las actividades de la vida adulta laboral e interpersonal:

— Problemas en el trabajo por no cumplir metas, no devolver llamadas, no asistir a reuniones a tiempo y no tener buenos modales con clientes
— Cambio de empleo asiduamente, muchas veces por cese laboral
— Accidentes de tráfico
— Problemas de pareja
— Alto porcentaje de abuso de sustancias
— Comorbilidad frecuente con depresión y ansiedad
— Problemas legales y económicos
— Dificultad para completar estudios superiores

Este capítulo se centrará fundamentalmente en la psicofarmacología del TDAH en menores de edad. Sin embargo, ya que el número de adultos bajo tratamiento farmacológico ha aumentado considerablemente, también se mencionarán puntos claves de los tratamientos disponibles en este grupo de edad.

El proceso diagnóstico

Existe una controversia recurrente, tanto en los medios académicos como en los periodísticos, sobre si el TDAH está infra o sobrediagnosticado. Los estudios epidemiológicos globales coinciden en que las tasas de prevalencia del trastorno son similares en distintos países, aunque también reconocen un aumento en los diagnósticos en las últimas décadas. No se sabe con certeza por qué ha crecido el número de casos diagnosticados, pero se estima que es el resultado de una mayor difusión pública de los síntomas, una reducción del estigma y un mejor conocimiento de las opciones de tratamiento entre los profesionales de la salud. Por otro lado, algunas fuentes, como *El País*, citan que el aumento en el diagnóstico obedece a causas menos demostradas.

El diagnóstico correcto es un pilar fundamental y el primer paso para tratar cualquier enfermedad. Uno de los principales retos para confirmar el TDAH radica en la ausencia de un test biológico que lo certifique. En la mayoría de las enfermedades, los exámenes médicos —como análisis de sangre, radiografías, tomografías o biopsias— permiten validar la sospecha clínica inicial. Por ejemplo, ante un paciente con síntomas respiratorios, una radiografía de tórax puede confirmar la presencia de una neumonía, lo que no solo sustenta el diagnóstico, sino que orienta hacia el tratamiento adecuado. Si se recetan antibióticos y, tras diez días, una nueva placa muestra la resolución de la infección, se confirma la eficacia del fármaco.

A pesar de los importantes avances en la investigación genética, neurobiológica y neuroquímica del TDAH, aún no contamos con una prueba diagnóstica específica para este trastorno. El diagnóstico no se basa en una única prueba o análisis, lo que puede generar incertidumbre en las familias y pacientes. En realidad, es un proceso que combina ciencia y arte, basado en una evaluación exhaustiva de múltiples fuentes de información. Este análisis incluye entrevistas detalladas con el paciente y sus padres o tutores, revisión de la historia médica y familiar, aplicación de escalas para evaluar los síntomas, como las del doctor Keith Conners[1], pruebas psicométricas, así como la revisión de informes escolares y de actividades extracurriculares. Los especialistas recopilan y analizan esta información de manera integral. Es un proceso que requiere tiempo, ya que ningún elemento por sí solo es suficiente para confirmar el diagnóstico. Un diagnóstico apresurado debe ser cuestionado, ya que la integración de perspectivas de diversas fuentes, junto con entrevistas clínicas detalladas, es fundamental para llegar a una conclusión precisa. Este enfoque detallado asegura un diagnóstico más confiable y evita la posibilidad de errores en la identificación del trastorno.

Tratamientos disponibles para el TDAH

Población infantil y juvenil

Tratamientos no farmacológicos

El uso de medicación en niños y adolescentes debe considerarse solo cuando los tratamientos psicosociales no han sido efectivos, a menos que desde la primera consulta se observe que la

[1] Véase el apartado «Recursos adicionales en la nube».

gravedad de los síntomas requiere un abordaje muy intensivo. Se recomienda que la primera línea de tratamiento sean intervenciones en el ámbito escolar y psicoterapia, no solo individuales, sino también familiares, de eficacia comprobada. Si estas estrategias no logran los resultados esperados, o los síntomas son demasiado severos, se recurre a la psicofarmacología.

Es fundamental que el médico, la familia y el colegio trabajen de manera coordinada y mantengan una comunicación fluida para apoyar al paciente de la mejor manera posible. Esta colaboración multidisciplinaria ofrece grandes beneficios. Por ejemplo, las familias pueden aplicar diversas estrategias para optimizar la atención, como dar instrucciones una por una, dividir las tareas en pasos pequeños con descansos entre ellas, fijar límites claros, ofrecer tiempo para procesar la información y fomentar el autocontrol, reforzando las habilidades y fortalezas del niño. Estas pautas también son válidas para los profesores, que pueden recibir orientación adicional del equipo psicopedagógico. También se aconseja que el alumno se siente en las primeras filas, cuente con un compañero de apoyo y que se disminuya la cantidad de tareas a realizar en casa.

Aunque se opte por un tratamiento farmacológico, no se deben abandonar estas medidas. De hecho, en muchos casos, la combinación de medicación con técnicas psicoeducativas y terapéuticas, que anteriormente no dieron resultados por si solas, puede potenciar significativamente su efectividad.

Tratamientos farmacológicos

Una revisión breve de las posibles causas del TDAH es fundamental para comprender el rol terapéutico de los agentes farmacológicos. Los trastornos conductuales y cognitivos que experimentan los pacientes están vinculados a déficits en las funciones ejecutivas. Estas son habilidades mentales complejas que incluyen la capacidad de planificar, tomar decisiones, resolver problemas y ejercer autocontrol. Nos permiten realizar tareas de alto nivel, como organizar, priorizar, mantener la concentración, sostener el esfuerzo, manejar la frustración, usar adecuadamente la memoria y monitorizar y autorregular nuestras actividades. La reducción de las funciones ejecutivas en el TDAH explica por qué los síntomas suelen manifestarse al comenzar la escuela y no antes. Mientras el niño está en casa, en un entorno de menor demanda, los síntomas pueden pasar desapercibidos. Sin embargo, al iniciar la vida escolar, en un ambiente lleno de distracciones y con mayores exigencias, los déficits en las capacidades cognitivas se hacen evidentes, apareciendo los tres síntomas cardinales del TDAH: falta de concentración, impulsividad e hiperactividad.

Para entender cómo ciertos fármacos mejoran el trastorno, es fundamental tener una noción básica de la neuroquímica relacionada con las funciones ejecutivas[2]. Dada la importancia de los neurotransmisores, pequeños cambios en los niveles de estos mensajeros químicos pueden provocar efectos significativos, y se cree que su disminución es la causa de muchos de los síntomas del TDAH. Se postula que el mecanismo terapéutico de los psicofármacos se centra en potenciar la actividad de estos neurotransmisores.

Existen dos familias principales de fármacos aprobados para el tratamiento del TDAH: los «estimulantes» y los «no estimulantes». El Apéndice contiene información detallada sobre las clases de medicamentos disponibles en España,

---

[2] Véase el capítulo 3, «Introducción a la psicofarmacología», donde se explica el funcionamiento del cerebro.

junto con sus dosis, que se explicarán más adelante. Dado que los jóvenes presentan síntomas que a menudo se describen como hiperactividad o sobreestimulación, puede parecer contradictorio tratarlos con un «estimulante». El término «estimulante» tuvo su origen antes de su autorización como tratamiento, cuando se observó que estas sustancias producían euforia y agitación en personas sin patologías. Sin embargo, estudios posteriores demostraron que, en pacientes con TDAH, tienen el efecto contrario, reduciendo la actividad motora. Muchos médicos se refieren a este fenómeno como un «efecto paradójico».

Fármacos estimulantes

Los estimulantes abarcan dos tipos principales de medicamentos: los derivados de la anfetamina y los derivados del metilfenidato, siendo ambas sustancias consideradas entre los psicotrópicos más exhaustivamente estudiados. Su mecanismo de acción consiste en aumentar la disponibilidad de dopamina y noradrenalina, dos mensajeros químicos neuronales de gran importancia. La eficacia de los estimulantes ha sido demostrada en numerosas investigaciones científicas de gran rigor, que han confirmado mejoras significativas en los síntomas clave del TDAH, como la hiperactividad, la impulsividad y la falta de atención. Además, se ha comprobado que también benefician otros aspectos del funcionamiento del niño, como el rendimiento académico, las relaciones familiares, la agresión, la interacción con amigos y la reducción de conductas antisociales.

En España, se dispone de varias preparaciones de metilfenidato, pero solo una de anfetamina. Aunque la eficacia y seguridad de los distintos preparados son comparables, difieren en ciertos aspectos técnicos de su fabricación, distinguiéndose sobre todo por la duración de su acción. El TDAH afecta al paciente en diversos entornos a lo largo del día, por lo que una cobertura terapéutica prolongada es ideal. Los primeros estimulantes en el mercado eran de acción corta, lo que requería que el paciente tomara varias dosis diarias para mantener la efectividad durante todo el día. Sin embargo, con los avances en farmacología, se desarrollaron formulaciones de acción prolongada, que reducen la cantidad de tomas necesarias, mejorando la adherencia al tratamiento. Las empresas farmacéuticas han creado diversas tecnologías patentadas para extender la duración de los estimulantes. En cuanto a la eficacia general, tanto el metilfenidato como la anfetamina han demostrado tasas de respuesta del 65-75 % en estudios clínicos. Si bien algunos pacientes pueden responder mejor a un tipo de fármaco que a otro, no existe una manera de predecir qué clase de medicamento funcionará mejor para cada individuo. Por tanto, si no se observa una mejoría con uno de ellos, se recomienda probar con el otro. De este modo, la respuesta global a los estimulantes alcanza un 85 % si se prueban ambas clases de medicamentos de manera secuencial.

Los efectos del tratamiento son notables en poco tiempo: con una dosis adecuada, la mejoría suele observarse entre los 30 y 90 minutos posteriores a la administración. Los efectos secundarios, cuando se presentan, suelen ser leves, de corta duración y corregibles mediante ajustes en la dosis. Entre los más comunes se encuentran *la pérdida de apetito y el insomnio.* En raras ocasiones, pueden aparecer efectos adversos más serios, siendo el más preocupante el riesgo potencial de complicaciones cardiovasculares, que se abordará con mayor detalle más adelante. Otros efectos secundarios graves, como la psicosis, las obsesiones o los trastornos del movimiento, son poco frecuentes y, por lo general, disminuyen cuando se reduce la dosis o se interrumpe el tratamiento.

EFECTOS ADVERSOS Y CONTRAINDICACIONES DE LOS ESTIMULANTES

Efectos adversos		
Comunes	**Menos frecuentes**	**Infrecuentes**
Insomnio	Náuseas	Problemas cardíacos
Anorexia	Dolor abdominal	Fiebre
Dolor de cabeza	Palpitaciones	Artralgias
Pérdida de peso	Mareos	Psicosis
Tics	Somnolencia	Depresión
Advertencia: Se debe vigilar cuidadosamente a los pacientes por el riesgo de abuso, mal uso o tráfico de medicamentos.		
Contraindicaciones		
Enfermedad cardiovascular		
Hipertensión		
Hipertiroidismo		
Alergia		
Tic-síndrome de Tourette (relativa)		
Glaucoma		
Agitación		
Abuso de sustancias (relativa)		
Administración reciente de medicamentos que inhiban la enzima monoamino oxidasa		

Si se presentan síntomas adversos, estos deberán ser comunicados al médico, que evaluará la situación y determinará, junto con la familia, los pasos a seguir. Es importante subrayar que los estimulantes cuentan con más de siete décadas de eficacia comprobada y una baja incidencia de efectos secundarios. Existen varios agentes disponibles: por un lado, las *preparaciones con metilfenidato*, con varias formulaciones que pueden clasificarse según la duración de su acción en dos categorías principales, de acción corta y de acción prolongada (en el Apéndice se proporcionará información detallada). Las formulaciones de acción corta se absorben rápidamente tras su ingestión, lo que permite observar sus efectos terapéuticos entre los primeros 30 y 60 minutos. Sin embargo, su duración es limitada, entre 3 y 5 horas, lo que puede requerir la administración de varias dosis a lo largo del día para garantizar el control continuo de los síntomas. De otra parte, las formulaciones de acción prolongada ofrecen una mayor duración terapéutica, con efectos que pueden extenderse hasta 12 horas, dependiendo del agente. Aparte de la diferencia en la duración de la acción, ambos tipos de formulaciones comparten un perfil terapéutico similar.

Por otro lado, tenemos las *preparaciones con anfetamina.* Aunque en Estados Unidos existen múltiples formulaciones de anfetaminas, en España solo está aprobada una, cuyo efecto terapéutico dura hasta 13 horas en niños en edad escolar. También es el único estimulante aprobado para adultos que no hubieran sido tratados antes de la mayoría de edad. La eficacia ha sido demostrada tanto en estudios a corto como a largo plazo, y generalmente es bien tolerada por los pacientes.

Pero estos medicamentos pueden presentar efectos adversos que han recibido atención específica. Nos referimos al *ritmo de crecimiento*, pues los efectos supresores del apetito provocados por los estimulantes y la preocupación sobre su impacto en la estatura final de los niños tratados han sido ampliamente investigados, aunque los resultados no son concluyentes. Algunos estudios evidencian una disminución en la estatura, mientras que otros muestran que, aunque se observe una reducción temporal durante el tratamiento, la estatura final no se ve afectada. Existen también estudios que no encuentran una relación clara entre el tratamiento y la disminución de la estatura. Por ejemplo, el profesor Rickard Ahlberg, de la Universidad de Örebro en Suecia, señala en su estudio que una baja estatura es una característica del TDAH y no del tratamiento con estimulantes. A pesar de la falta de una conclusión definitiva, es prudente medir el peso y la estatura durante el tratamiento. Puede que, a nivel grupal, las consecuencias negativas sobre el crecimiento sean mínimas, pero es fundamental vigilar cada caso de manera individual. Si se detecta una pérdida de peso considerable o una falta de crecimiento, se deben adoptar medidas correctivas, como suspender temporalmente la medicación durante los fines de semana o las vacaciones, incluso contemplar un cambio de tratamiento.

También es importante señalar el *potencial de abuso de sustancias.* Todos los estimulantes incluyen una advertencia sobre este potencial, ya que, en la población general, estas sustancias presentan un riesgo adictivo significativo. Sin embargo, la mayoría de los estudios han demostrado que el riesgo de abuso en pacientes con TDAH tratados con estimulantes bajo supervisión médica es muy bajo. De hecho, algunos investigadores como Zeng Chang, del Instituto Karolinska en Suecia, sugieren que los pacientes con TDAH no tratados son los que tienen mayor riesgo de desarrollar adicciones. Es posible que los síntomas característicos del TDAH, como la impulsividad y las dificultades de concentración, hacen que los pacientes sean más vulnerables al abuso de sustancias. Aunque el riesgo de adicción a los estimulantes parece mínimo, es prudente que se mantenga una vigilancia constante para detectar signos clásicos de adicción.

Los tics o movimientos musculares involuntarios son un fenómeno frecuente en la población infantil y juvenil. Se ha observado, sin embargo, que el tratamiento con estimulantes puede provocar la aparición de tics, que tienden a desaparecer con la disminución de dosis o interrupción del tratamiento. La relación entre estimulantes y tics ha sido cuestionada, aunque están teóricamente contraindicados en pacientes con trastornos por tics. La atomoxetina y la guanfacina, fármacos no estimulantes que se explican a continuación, no están asociadas con tics, por lo que son alternativas de tratamiento que pueden considerarse para pacientes que sufran de ellos.

Al facilitar la transmisión de dopamina y noradrenalina, que también actúan en el sistema cardiovascular, los estimulantes pueden provocar aumentos leves o moderados en la frecuencia cardíaca y la presión arterial, sin consecuencias clínicas relevantes en pacientes sin antecedentes cardíacos. Sin embargo, una sobredosis o el uso ilícito pueden causar efectos cardiovasculares graves, e incluso letales. En pacientes con antecedentes de síntomas cardíacos o con una historia familiar de enfermedades cardiovasculares, se recomienda una evaluación previa por parte de un especialista. En cuanto a los efectos a largo plazo, los estudios ofrecen resultados contradictorios. Por ejemplo, la investigadora Le Zhang, del Instituto Karolinska en Suecia, encontró una asociación entre el uso de estimulantes y problemas cardiovasculares, mientras que el profesor Heng Chin Liao, de la Universidad Nacional de Taiwán, no halló dicha relación. A pesar de que el riesgo general parece ser bajo, es prudente que los médicos monitoreen a los pacientes durante el tratamiento, prestando atención a posibles síntomas cardíacos, midiendo regularmente la presión arterial y la frecuencia cardíaca.

Fármacos no estimulantes

En la actualidad, solo hay dos agentes no estimulantes aprobados en España: la *atomoxetina* y la *guanfacina de liberación prolongada*, que actúan preferentemente sobre el sistema de noradrenalina. Las principales diferencias entre estos agentes y los estimulantes son su falta de potencial de adicción, la duración «24/7», y el inicio más lento de la acción.

La *atomoxetina*, el primer fármaco no estimulante aprobado para tratar el TDAH en menores y adultos, actúa bloqueando la recaptación de neurotransmisores, lo que aumenta la disponibilidad de noradrenalina y, en menor medida, de dopamina. Su eficacia ha sido demostrada tanto en estudios a corto como a largo plazo. A diferencia de los estimulantes, cuyos efectos son inmediatos, la atomoxetina puede tardar entre seis y ocho semanas en alcanzar su máximo efecto terapéutico, aunque algunos pacientes pueden experimentar mejoras desde la cuarta semana. Es importante advertir al paciente sobre este retraso en la respuesta para evitar el abandono del tratamiento de forma prematura. Los efectos secundarios más comunes incluyen somnolencia, náuseas, disminución del apetito, vómitos, insomnio, irritabilidad y cambios de humor, siendo más frecuentes al inicio del tratamiento. También se han observado reducciones menores en altura y peso, así como alteraciones en el pulso y la presión arterial, lo que hace necesaria una monitorización periódica. Aunque la atomoxetina es menos eficaz que los estimulantes, fue recibida con entusiasmo inicial debido a ventajas como su administración en una dosis diaria, un menor riesgo de abuso y efectos sostenidos. Sin embargo, su uso se ha visto limitado por efectos secundarios poco frecuentes pero significativos, como el riesgo de ideación suicida, que requiere vigilancia estrecha durante los primeros meses y tras los ajustes de dosis. Además, aunque es raro, existe el riesgo de daño hepático grave, lo que refuerza la necesidad de un seguimiento cuidadoso. A pesar de estos riesgos, la atomoxetina sigue siendo una opción de primera línea, especialmente en pacientes con antecedentes de abuso de sustancias o en familias que prefieren evitar los estimulantes.

La *guanfacina de liberación prolongada* parece mejorar la función de la corteza prefrontal al emular los efectos beneficiosos de la noradrenalina. Comparte características con la atomoxetina, como un riesgo prácticamente inexistente de abuso, un tiempo prolongado para alcanzar su máxima eficacia terapéutica y la comodidad de administrarse una vez al día. Pero solo está aprobada para su uso en menores. Los efectos secundarios suelen ser leves, siendo los más frecuentes la sedación y leves reducciones en la presión arterial y la frecuencia cardíaca, que tienden a normalizarse con el uso continuado. Antes de iniciar el tratamiento, se recomienda una evaluación cardiológica para pacientes con antecedentes personales o familiares de enfermedades cardiovasculares. Además, es fundamental monitorear regularmente los signos vitales, ya que existe un riesgo teórico de «aumento rebote» en la presión arterial si el tratamiento se interrumpe abruptamente, lo que hace necesario reducir la dosis de forma gradual. Otros efectos secundarios posibles incluyen dolor abdominal, mareos, sequedad de boca y estreñimiento. Sin embargo, no se han registrado efectos sobre el peso ni el crecimiento. La guanfacina puede utilizarse como monoterapia, aunque frecuentemente se combina con un estimulante cuando este último no resulta suficiente para controlar los síntomas.

Tratamientos farmacológicos no tradicionales

Los tratamientos mencionados suelen proporcionar una respuesta satisfactoria en la mayoría de los casos de TDAH. Sin embargo, en algunas situaciones, la mejora obtenida puede no ser suficiente. En estos casos, se consideran otras opciones farmacológicas que, aunque no están formalmente aprobadas, cuentan con estudios que respaldan su eficacia. Un ejemplo de ello es el bupropión, un antidepresivo aprobado para la depresión, pero no específicamente para el TDAH. Aun así, los clínicos pueden prescribirlo bajo el protocolo «fuera de ficha técnica», basándose en la evidencia existente y las necesidades específicas del paciente.

Población adulta

Recientemente, la modificación de ciertos criterios diagnósticos ha facilitado una mayor claridad en la confirmación del TDAH en adultos. Aunque existe una sólida base científica que respalda esta condición en mayores de edad, persiste la controversia. Un sector de expertos sostiene que el TDAH no surge de manera repentina en la edad adulta, sino que se trata de una continuidad de síntomas desde la infancia. Por otro lado, algunos académicos consideran la posibilidad de que el trastorno aparezca después de los 18 años. Dado que no existen pruebas biológicas que confirmen el diagnostico, se ha generado preocupación respecto a posibles simulaciones de síntomas con fines recreativos o comerciales, particularmente para acceder a medicamentos estimulantes.

En Estados Unidos, los médicos suelen aceptar el TDAH en adultos y consideran los estimulantes como tratamiento de primera línea, sin restricciones de edad. En España, en cambio, el abordaje del TDAH adulto es más limitado. La *atomoxetina* es la principal opción terapéutica, y solo una formulación de anfetamina está aprobada para adultos, salvo en casos donde el paciente haya sido tratado desde joven, lo que permite el uso de otras formulaciones. Pese a estas restricciones, el uso de estimulantes está justificado por el alivio que ofrecen a los pacientes, aunque se recomienda cautela debido a posibles efectos adversos graves, como riesgos cardiovasculares y dependencia. No tratar el TDAH en adultos puede tener consecuencias significativas que incluyen problemas en las relaciones de pareja, pérdida de empleo, mayor incidencia de accidentes, abuso de sustancias, conductas delictivas y conflictos familiares. Además, la comorbilidad con otros trastornos psiquiátricos, como la depresión, es elevada. Por ejemplo, en ciertos casos de depresión, donde el ánimo mejora pero persisten dificultades de concentración a pesar del tratamiento, es posible que estas se deban a un TDAH subyacente.

Un psicólogo clínico y un psiquiatra dialogan sobre el TDAH

Dr. Kaplan: Antes de iniciar un tratamiento con medicación, es recomendable medir parámetros básicos como la presión arterial, la frecuencia cardíaca, el peso y la talla. Estos valores iniciales sirven como referencia para el monitoreo futuro y ayudan a identificar posibles efectos adversos asociados al tratamiento, permitiendo ajustes tempranos si fuera necesario.

Dr. Urra: ¿Con qué medicamento se debe comenzar el tratamiento?

Dr. Kaplan: Los estimulantes suelen ser la primera elección, salvo que existan contraindicaciones específicas. Son muy eficaces para tratar los síntomas principales del TDAH, tienen un inicio rápido de acción, son fáciles de usar y generalmente presentan un perfil de efectos secundarios leve. Sin embargo, los no estimulantes también pueden ser una opción inicial si la familia lo prefiere o en casos de riesgo de abuso de sustancias, intolerancia a los efectos secundarios de los estimulantes o cuando estos no han dado buenos resultados en el pasado. Lo ideal es comenzar con preparaciones de acción prolongada, ya que una sola dosis al día ofrece cobertura durante toda la jornada, incluyendo el colegio, las actividades extraescolares y el tiempo en casa para las tareas. Sin embargo, para niños menores de seis años, que son más sensibles a los efectos adversos, se suele iniciar con agentes de acción corta, ya que estas formulaciones permiten ajustar la dosis de manera más precisa. Una vez establecida una dosis eficaz con un medicamento de acción corta, el médico puede valorar si conviene cambiar a una formulación de acción prolongada.

Dr. Urra: ¿Anfetaminas o metilfenidato?

Dr. Kaplan: En términos de eficacia, las diferencias entre anfetaminas y metilfenidato no son clínicamente relevantes. Algunos pacientes responden mejor a una clase que a otra, pero actualmente no existe un test que permita predecir cuál será más eficaz para cada persona. Por eso, si una clase de medicamento no funciona, se recomienda probar la otra, logrando una eficacia combinada cercana al 85 %. La estrategia general consiste en comenzar con la dosis más baja posible. Durante los primeros días, se monitorizan cuidadosamente tanto los efectos secundarios como los resultados terapéuticos. Si no se observa una mejoría suficiente y los efectos secundarios son mínimos o inexistentes, se incrementa gradualmente la dosis. Este ajuste continúa hasta alcanzar el efecto terapéutico deseado o hasta que aparezcan efectos secundarios significativos. En la práctica, se suele incrementar la dosis hasta lograr al menos un 50 % de mejoría en los síntomas. Por razones que no están totalmente claras, y pueden tener que ver con una maduración tardía del sistema nervioso, un porcentaje de pacientes puede evolucionar favorablemente sin necesidad de medicación tras un periodo de tratamiento inicial. Por tanto, es prudente reevaluar periódicamente la necesidad de mantener la medicación. Una estrategia común es interrumpir el tratamiento de forma controlada y observar si los síntomas reaparecen. Para minimizar el impacto en el rendimiento escolar, es recomendable realizar esta interrupción durante las vacaciones, normalmente en verano. Si hay una recaída, se reinicia el tratamiento.

DR. URRA: ¿Qué hacer ante la aparición de efectos secundarios?

DR. KAPLAN: Generalmente, la primera medida es reducir la dosis. Si esta reducción elimina los efectos secundarios, pero la nueva dosis no es efectiva, se puede cambiar a otra clase de estimulante o probar con un no estimulante. En algunos casos, se opta por combinar un estimulante con un no estimulante, como la guanfacina.

DR. URRA: ¿Qué hacer si, pese a todo, no hay mejoría?

DR. KAPLAN: Si después de probar dos medicamentos distintos no hay mejoría, se debe reevaluar el diagnóstico, incluyendo la posibilidad de que exista comorbilidad con otra enfermedad como trastornos depresivos, bipolares, ansiedad o abuso de sustancias, que podrían dificultar la respuesta al tratamiento. También es fundamental confirmar que el paciente ha seguido el tratamiento de manera constante, ya que la falta de adherencia es una causa frecuente de falta de eficacia. Si, a pesar de distintas estrategias, el paciente no mejora, se pueden considerar medicaciones bajo el protocolo «fuera de ficha técnica», pero siempre protegiendo al paciente de tratamientos que puedan resultar ineficaces o incluso perjudiciales. Así que, considerando todo lo presentado hasta ahora, ¿cómo se debería abordar el tratamiento de Daniel, el niño descrito al inicio del capítulo?

DR. URRA: Antes de implementar cualquier estrategia, es fundamental contar con el apoyo total de la familia. Los padres suelen atravesar un proceso emocional complicado: sienten que quizás han fallado en la crianza de su hijo y cargan con una culpa innecesaria. Además, no comprenden cómo un niño cariñoso y sin dificultades previas puede, de repente, mostrar problemas de atención y comportamiento. Esto los lleva, lógicamente, a buscar explicaciones alternativas que no impliquen un diagnóstico psiquiátrico.

DR. KAPLAN: Es habitual que un niño con TDAH, sin problemas significativos en los primeros años escolares, empiece a mostrar dificultades cuando aumentan las exigencias académicas, como sucede a partir del tercer grado. En el caso de Daniel, observamos los tres síntomas clave: en el colegio no logra concentrarse, se aburre en su asiento, y su hiperactividad e impulsividad lo llevan a levantarse y hablar con sus compañeros. En casa, prefiere actividades que impliquen movimiento, como jugar con su mascota, mientras evita las tareas que le desagradan, refugiándose en el ordenador.

DR. URRA: Es natural que los padres duden de un diagnóstico de TDAH al notar que su hijo puede pasar horas concentrado frente al ordenador, lo que parece contradecir la falta de atención, y al considerar que otros niños en la escuela podrían provocarlo, justificando su mal comportamiento. Sin embargo, es importante aclarar que el déficit de atención en el TDAH no es absoluto, sino que depende del tipo de actividad: si algo resulta poco interesante o desafiante, la atención disminuye drásticamente. Por eso, Daniel evita las tareas escolares, pero mantiene una notable concentración en los videojuegos.

DR. KAPLAN: Además, es posible que los compañeros de clase, frustrados con el comportamiento de Daniel, estén reaccionando con burlas o represalias. Aunque este tipo de conflictos debe abordarse mediante la investigación por parte de las autoridades escolares de un posible acoso y con la implementación de estrategias educativas para resolver problemas de manera pacífica, es importante entender que las conductas de los demás no son la causa inicial del comportamiento de Daniel. Más bien, su conducta podría estar invitando a reacciones inadecuadas en los compañeros, perpetuando un círculo vicioso que afecta tanto a él como a su entorno.

DR. URRA: El padre de Daniel también manifiesta dudas porque recuerda haber tenido las mismas dificultades durante su infancia, pero nunca recibió un diagnóstico psiquiátrico. Está preocupado por el posible estigma que podría generar el diagnóstico en su hijo. Este comentario resulta valioso como un elemento más en el proceso diagnóstico. Aunque aún no se ha identificado «el gen» específico del TDAH entre muchos posibles, la evidencia científica es clara: existe una carga genética significativa. Los familiares cercanos de personas con TDAH tienen una mayor probabilidad de presentar el trastorno.

DR. KAPLAN: Con base en los datos clínicos disponibles, es probable que Daniel padezca TDAH. El siguiente paso del psiquiatra será entablar un diálogo detallado con los padres para explicarles los elementos que confirman el diagnóstico. Una vez establecida una relación de confianza entre los padres y el clínico, se podrá abordar la posibilidad del tratamiento farmacológico. Dado que ya se han intentado estrategias no farmacológicas sin éxito, el psiquiatra recomendará agregar un estimulante de acción prolongada a la psicoterapia. La eficacia de estos medicamentos está ampliamente demostrada: tras cuatro semanas de tratamiento, Daniel muestra una mejora del 70 % en sus síntomas. El único efecto adverso es una disminución leve del apetito. Además, el psiquiatra sugiere contar con un tutor para ayudar a Daniel a recuperar los conocimientos que no pudo asimilar anteriormente, ya que ahora es capaz de mantener la atención necesaria para aprender.

DR. URRA: ¿Cuán típico es el caso de Daniel, con una respuesta tan favorable?

Dr. KAPLAN: Entre las patologías psiquiátricas, hay pocas que responden tan marcadamente al tratamiento. Casos similares a los de Daniel son frecuentes en las consultas psiquiátricas. Pero veamos ahora los desafíos que presentan casos más complejos:

> Tomás tiene casi 14 años y está cursando primero de la ESO, aunque es un poco mayor que sus compañeros porque repitió un curso. Fue diagnosticado con TDAH en cuarto de primaria y, desde entonces, ha estado en tratamiento psiquiátrico, recibiendo medicación, psicoterapia individual y terapia familiar. Sin embargo, el progreso ha sido escaso. Su rendimiento académico sigue siendo muy bajo y tiene problemas de comportamiento tanto en casa como en el colegio, lo que ha generado tristeza y frustración en sus padres. A lo largo de los años, Tomás ha probado distintos tratamientos farmacológicos, incluyendo varias formulaciones de metilfenidato, el único preparado de anfetamina disponible en España, y la atomoxetina. Aunque inicialmente parecían efectivos, con el tiempo perdieron su

eficacia. Cuando se intenta aumentar la dosis, los efectos secundarios se vuelven intolerables, obligando a cambiar nuevamente de medicación. Lo que más preocupa a la familia son las crecientes conductas agresivas de Tomás, cada vez más graves. Recientemente, protagonizó un episodio violento en una fiesta que requirió la intervención de la Guardia Civil. Durante las sesiones de terapia, Tomás expresa sentirse incapaz y frustrado por su bajo rendimiento académico y manifiesta un profundo temor a no graduarse ni acceder al bachillerato. La familia inició consultas con un nuevo clínico especializado en trastornos de conducta, con la esperanza de encontrar un enfoque más eficaz para abordar sus necesidades. La primera recomendación fue la de cambiar de colegio a otro especializado en atender a alumnos que no se adaptan bien a entornos tradicionales. En este nuevo centro, Tomás comenzó a recibir más apoyo psicológico y tutorías personalizadas.

DR. URRA: Es importante señalar que el TDAH tiene una alta comorbilidad con los trastornos de conducta, lo que complica su manejo y puede hacer que los resultados con una sola medicación no sean suficientes y deba también aumentarse el apoyo psicosocial. En este caso, la recomendación del psiquiatra de buscar una escuela con mayor estructura y apoyo psicológico fue muy acertada. Este tipo de entornos no solo suelen proveer al paciente de estrategias para mejorar el comportamiento, sino que también son beneficiosos si aparecen síntomas de depresión, una comorbilidad frecuente. La psicoterapia, especialmente la terapia cognitiva conductual, es clave en estas situaciones. Ahora bien, además de esta estrategia, ¿es posible también potenciar el tratamiento desde el punto de vista farmacológico?

DR. KAPLAN: Se podría optimizar el tratamiento farmacológico con una combinación de metilfenidato y guanfacina, dos medicamentos aprobados para el TDAH. Si esta combinación no da los resultados esperados, se puede considerar sustituir el metilfenidato por un preparado de anfetamina, conservando la guanfacina. En casos más complicados, cuando los síntomas asociados como problemas de conducta sean graves y las opciones previas no hayan sido efectivas, se pueden evaluar medicamentos como el bupropión, aunque su uso sería «fuera de ficha técnica». Sin embargo, esto debe hacerse con extrema cautela. En última instancia, si el tratamiento sigue siendo ineficaz, es fundamental reevaluar el diagnóstico de TDAH para confirmar su precisión o identificar otras posibles condiciones.

DR. URRA: ¿Cuál fue el desenlace en el caso de Tomás?

DR. KAPLAN: La combinación de metilfenidato con guanfacina, junto con un refuerzo significativo del tratamiento psicosocial y la terapia cognitiva conductual, dieron lugar a una mejoría notable en Tomás. Es importante destacar que la mayoría de los pacientes con TDAH logran avances con la optimización de medicamentos aprobados sin necesidad de recurrir a tratamientos «fuera de ficha técnica». No obstante, resulta alentador saber que disponemos de múltiples opciones para los casos más desafiantes. Curiosamente, la respuesta óptima del otro paciente, Daniel, a la medicación desencadenó el siguiente acontecimiento:

> El papá de Daniel, impresionado por la notable mejoría de su hijo tras iniciar el tratamiento farmacológico, solicita una consulta individual con el psiquiatra. Durante la sesión, comparte por primera vez cómo los síntomas del TDAH, que había minimizado en las consultas con su hijo, impactaron en su propia vida. Relata que, aunque siempre tuvo talento para las matemáticas y soñaba con ser contable, la falta de concentración, la

impulsividad y su dificultad para organizarse se interpusieron en su camino. En el colegio, nunca lograba completar las tareas a tiempo, lo que le acarreaba burlas constantes de sus compañeros y una baja autoestima. Apenas logró terminar la ESO y, a pesar de provenir de una familia de profesionales, buscó empleo como ayudante administrativo en una fábrica de muebles. Allí conoció a su esposa, una persona meticulosa y organizada, que se convirtió en un apoyo esencial para alcanzar sus metas. Con el tiempo, descubrió que su energía y carisma eran ideales para las ventas, lo que lo llevó a destacar en ese ámbito. Entre la ayuda de su esposa y las herramientas de organización que le proporcionaron las nuevas tecnologías, ascendió desde un puesto de venta local a uno en el área de ventas internacionales, consolidando una sólida posición económica. Sin embargo, su sueño de ser contable seguía presente. Decidió retomar los estudios en un bachillerato para adultos, pero nuevamente se enfrentó a los mismos desafíos de su juventud: incapacidad para concentrarse, dificultad para organizarse y frustración constante. Reconociendo los paralelismos entre su experiencia y los síntomas que llevaron a diagnosticar a Daniel, se pregunta si él también podría beneficiarse del tratamiento farmacológico.

DR. URRA: Cada vez es más frecuente que adultos con hijos diagnosticados con TDAH reconozcan, al observar los síntomas en sus hijos, que ellos también podrían haber padecido esta condición. En muchos casos, durante su niñez no se disponía de un marco diagnóstico tan desarrollado ni de los tratamientos actuales. Estos padres, al ver cómo el diagnóstico y tratamiento han mejorado significativamente la calidad de vida de sus hijos, se sienten motivados a buscar ayuda profesional para evaluar sus propios síntomas.

DR. KAPLAN: En el caso del padre de Daniel, el psiquiatra dispone de varios elementos que refuerzan la validez del diagnóstico, además de la carga genética asociada al hijo con TDAH verificado. Es habitual que los adultos con esta condición desarrollen estrategias compensatorias significativas. Por ejemplo, suelen formar parejas con personas muy organizadas, quienes los ayudan a estructurar su vida cotidiana. Asimismo, tienden a aprovechar su hiperactividad en profesiones donde un alto nivel de energía es una ventaja, como en trabajos que requieren viajes constantes o dinamismo. Sin embargo, es crucial no interpretar estos esfuerzos compensatorios como una ventaja inherente de la condición. Algunos artículos en la nube mencionan posibles «aspectos positivos del TDAH», pero este enfoque, aunque bienintencionado y dirigido a mejorar la autoestima de los pacientes, puede ser engañoso. La enfermedad, si no se trata adecuadamente, puede tener consecuencias muy graves, como problemas laborales, dificultades en las relaciones personales y riesgo de conductas impulsivas, tal como se destacó anteriormente. Para confirmar el diagnóstico, el psiquiatra revisa los expedientes escolares del padre, los cuales documentan las dificultades académicas experimentadas. Una vez validado el diagnóstico, se inicia un tratamiento con atomoxetina. Tras seis semanas, el paciente experimenta una mejoría en su capacidad de concentración y decide inscribirse nuevamente en un programa de bachillerato para adultos, retomando un sueño que había pospuesto durante años.

DR. URRA: Hay muchas personas con TDAH leve a moderado, como el padre de Daniel, que han podido compensar sus síntomas y lograr una vida productiva, pero posponiendo sus aspiraciones. Otros pacientes con formas más graves no tratadas no pueden realizar su potencial de manera alguna y sufren consecuencias difíciles de remediar.

DR. KAPLAN: Veamos ahora otro ejemplo:

> Las maestras de Victoria, una niña de diez años conocida por ser amable, cooperativa y creativa, han notado cambios preocupantes en su comportamiento: pasa mucho tiempo distraída, su rendimiento académico ha disminuido y ya no muestra entusiasmo por compartir sus dibujos con sus compañeros. El gabinete escolar contacta a sus padres para informarles sobre la situación. Dado que un hermano de Victoria fue diagnosticado con TDAH y está respondiendo bien a un estimulante, la familia acude al psiquiatra esperando una solución similar.

DR. URRA: Durante la consulta, el psiquiatra descubre que Victoria ya presentaba desde hace un tiempo dificultades para completar tareas escolares y colaborar en casa. Sin embargo, todo se había manejado con éxito aplicando la estructura y estrategias que los padres habían desarrollado para su hermano. También se revela un conflicto en el entorno familiar: los padres están considerando separarse y no han podido dedicar suficiente atención a Victoria. El diagnóstico del psiquiatra es de TDAH leve, temporalmente agravado por el estrés familiar. Por ello, sugiere priorizar intervenciones psicosociales, como aumentar la estructura en el hogar, coordinar apoyo académico con tutorías y fomentar el bienestar emocional a través de terapia familiar y de pareja. Un diagnóstico de TDAH no necesariamente desemboca en la recomendación para un fármaco. En este caso, el psiquiatra aclara que, por el momento, no será necesario recurrir a medicación.

6

TRASTORNO DEPRESIVO

Carmen, de 45 años, trabaja como secretaria, está casada y tiene dos hijos. En general, lleva una vida feliz, pero desde la muerte de su padre hace tres meses se siente invadida por una profunda tristeza. Apenas logra conciliar el sueño y, como resultado, está agotada. Si antes compartían las tareas del hogar, ahora su marido asume por completo las responsabilidades de la casa y el cuidado de los hijos. Carmen casi no tiene energía para ir a trabajar y solicita días libres con frecuencia. Perdió cinco kilos y teme que su situación no mejorará, lo que la lleva a pensar que es una carga para su familia. En ocasiones, llega a desear «que Dios me lleve». Sus amigas intentan animarla, pero no logra conectarse con ellas. Su marido está preocupado por los cambios en su personalidad, incluyendo una pérdida total de interés por cualquier actividad, también las relaciones íntimas. Siguiendo la recomendación de su médico de cabecera, Carmen consulta a una psicóloga, que le diagnostica trastorno depresivo e inicia psicoterapia. Tras varias visitas, su situación no muestra mejoría.

La depresión es una emoción dentro del espectro normal de los estados de ánimo que todos experimentamos en algún momento. ¿Quién no ha dicho alguna vez: «Hoy me siento realmente deprimido»? Sin embargo, este sentimiento suele ser pasajero y no interfiere significativamente en nuestras vidas. Para algunas personas, como Carmen, la situación es muy diferente. Existen diferencias fundamentales entre este estado transitorio, al que llamamos «depresión», y el trastorno clínico conocido como «trastorno depresivo». La American Psychiatric Association establece criterios diagnósticos ampliamente utilizados a nivel mundial para identificar este trastorno. Por ejemplo, además de la gravedad de los síntomas, el diagnóstico requiere que estos hayan persistido durante al menos dos semanas y que interfieran significativamente en el funcionamiento diario de la persona.

SÍNTOMAS MÁS FRECUENTES DEL TRASTORNO DEPRESIVO

Sensación de tristeza o desánimo
Pérdida de interés o placer por actividades que disfrutaba antes
Disminución de participación en actividades comunitarias
Llegar tarde u olvidar citas por falta de motivación
Cambios negativos en el aspecto o la higiene personal
Pérdida o aumento de peso
Insomnio o dormir demasiado
Cambios en el nivel de energía, desde agitación a enlentecimiento y fatiga.
Sensación de inutilidad o culpa
Dificultad para pensar, concentrarse o tomar decisiones
Pensamientos de muerte o suicidio

Lo que le pasa a Carmen no es inusual. De hecho, el trastorno depresivo es una de las patologías de salud mental más prevalentes en la población adulta. Según datos del Ministerio de Sanidad español, afecta al 4,78 % de la población, con un aumento sostenido desde 2015, cuando era del 3,91 %. Esta tendencia al alza también se observa a nivel global. La Organización Mundial de la Salud considera la depresión como una de las principales causas de discapacidad en el mundo. De igual forma, preocupa el aumento significativo de las tasas de suicidio. En algunos países como Estados Unidos, según la agencia estadounidense CDC, los suicidios se incrementaron desde 10,4 por cada 100.000 habitantes hasta 14,2 por cada 100.000 habitantes. En España también ha aumentado hasta alcanzar una tasa de 8,3 por cada 100.000 habitantes. A pesar de esto, España sigue siendo uno de los países europeos con menor tasa de suicidio. En cuanto a la población infantil y juvenil, hasta hace unas décadas no se reconocía la posibilidad de que el trastorno depresivo pudiera manifestarse en ella. Sin embargo, investigaciones rigurosas han validado su existencia en menores, alertando además sobre el preocupante incremento en las tasas de suicidio en este segmento de población. En España, el suicidio es la primera causa de muerte entre jóvenes de 15 a 24 años.

Después, analizaremos qué opciones de tratamiento existen para Carmen y otros pacientes adultos y jóvenes que sufran de trastorno depresivo, profundizando en las herramientas farmacológicas.

Proceso diagnóstico

Como sucede en cualquier rama de la medicina, un diagnóstico correcto es clave para un tratamiento adecuado.

Para el trastorno depresivo, los médicos siguen una serie de pasos basados en entrevistas clínicas, ya que no existe un «test» de sangre o radiológico específico que indique con certeza la presencia de la condición depresiva. Entre estos pasos se encuentra el diagnóstico diferencial, que consiste en descartar otras condiciones similares. Es relativamente sencillo descartar el ánimo deprimido transitorio por razones no médicas o estados alterados del ánimo debido al abuso de sustancias o alcohol. Un mayor desafío es diferenciar el trastorno depresivo de la fase depresiva del trastorno bipolar. El bipolar es un trastorno caracterizado por cambios (polos) extremos y recurrentes entre episodios de manía o hipomanía —estados de ánimo elevados, energía excesiva, impulsividad— que alternan con episodios de tristeza profunda, pérdida de interés y baja energía. La dificultad para diferenciar un trastorno depresivo de la fase depresiva de uno bipolar radica en que ambas condiciones clínicas pueden ser prácticamente indistinguibles. Este desafío se agrava porque la mayoría de los pacientes con trastorno bipolar comienzan su enfermedad con un polo depresivo. En consecuencia, muchas personas diagnosticadas inicialmente con trastorno depresivo porque consultaron durante el polo depresivo pueden, en realidad, padecer trastorno bipolar.

Aunque no existen pruebas biológicas definitivas para diferenciar estas dos condiciones, se ha observado que pacientes con episodios depresivos frecuentes y severos, especialmente si tienen antecedentes familiares de trastorno bipolar, tienen un mayor riesgo de padecer este último. Los médicos se basan en estas y otras características para tratar de llegar a un diagnóstico certero, porque conlleva recomendaciones de tratamientos diferentes. Pues, a pesar de su similitud clínica, las medicaciones eficaces para el trastorno depresivo —los antidepresivos— suelen ser menos efectivas en el caso del polo depresivo del trastorno bipolar. Además, tratar a un paciente bipolar únicamente con antidepresivos puede inducir un «viraje maníaco» que implica un cambio abrupto desde un polo depresivo a un episodio maníaco, caracterizado por euforia extrema, hiperactividad, impulsividad y, a menudo, un deterioro en el juicio.

Evaluación de riesgo suicida

Es bien sabido que una de las complicaciones del trastorno depresivo es el aumento del riesgo de suicidio. Por eso, en la primera consulta, el médico decidirá si el paciente puede recibir tratamiento en casa o si es necesario hospitalizarlo para mitigar un riesgo suicida elevado. Valorar este riesgo de forma cuidadosa es clave para prevenir consecuencias graves, y parte de ello consiste en determinar la presencia de factores que suelen correlacionarse con un aumento de dicho riesgo. Aunque el proceso exacto es complejo, incluye inquirir sobre la situación actual del paciente (familia, trabajo, estrés, uso de sustancias), antecedentes de salud mental y médico, intentos previos de suicidio y antecedentes familiares. De encontrarse un alto riesgo, es probable que el médico recomiende la hospitalización. La evaluación se repite regularmente mientras dura el tratamiento, ya que el riesgo no cesa generalmente hasta que remita el cuadro.

Si bien es factible estimar el riesgo durante una entrevista clínica tradicional, la psicometría, a través de la escala Columbia para evaluar el riesgo de suicidio del Columbia Lighthouse Project, ha logrado estandarizar la evaluación[1].

---

[1] Véase el apartado «Recursos adicionales en la nube».

FACTORES QUE INCREMENTAN EL RIESGO SUICIDA
Diagnóstico psiquiátrico
Intentos previos
Historia familiar de suicidio
Acceso a métodos letales
Situaciones de estrés
Exposición a la conducta suicida de otros (incluye también medios periodísticos o redes sociales)
Encarcelamiento
Bullying (tanto víctimas como perpetradores)
Desesperanza/culpa
Abuso de alcohol o sustancias

Esta escala, desarrollada en Estados Unidos pero validada tanto en España como a nivel mundial, asigna valores numéricos al riesgo suicida, que se correlacionan con comportamientos suicidas en el futuro. La escala ha sido adoptada a nivel mundial por cientos de sistemas de salud, escuelas, organizaciones gubernamentales, etc., y sus resultados han sido confirmados en decenas de rigurosas publicaciones académicas. Su utilización permite proporcionar estimaciones precisas y predictivas de riesgo suicida, proporcionando información de incalculable utilidad.

TRATAMIENTOS DISPONIBLES PARA EL TRASTORNO DEPRESIVO

Población adulta

Tratamientos no farmacológicos

La psicoterapia, como tratamiento único, ha demostrado ser altamente efectiva para abordar casos de trastorno depresivo leve y moderado. En particular, la psicoterapia cognitiva conductual destaca no solo por su eficacia en casos leves, sino también por su capacidad para prevenir recaídas. Su objetivo es identificar y modificar patrones de pensamiento negativos o distorsionados (cogniciones) y comportamientos poco saludables que contribuyen al malestar psicológico. A través de técnicas estructuradas, el terapeuta ayuda al paciente a desarrollar habilidades para manejar mejor sus pensamientos, emociones y conductas, fomentando cambios positivos y promoviendo el bienestar.

El grado de severidad del trastorno depresivo sirve como una guía importante para decidir si es necesario incorporar el tratamiento farmacológico, como se ilustra en la Figura 1. A medida que la severidad de la condición aumenta, se vuelve más prudente considerar la adición de psicofármacos al abordaje psicoterapéutico.

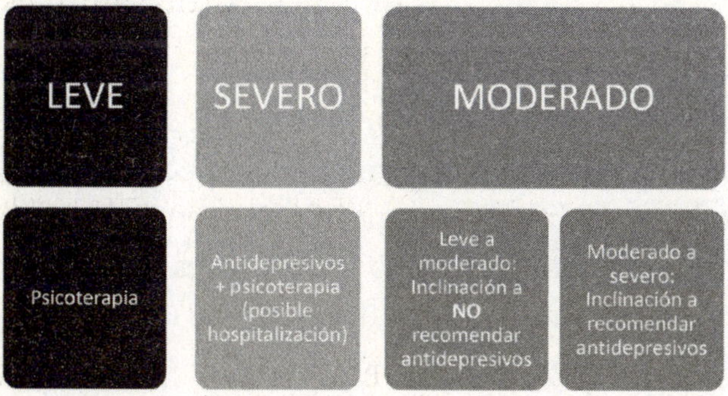

FIGURA 1. La severidad del trastorno depresivo guía el tratamiento.

Además de la psicoterapia, otros tratamientos no farmacológicos como la terapia electroconvulsiva y la estimulación magnética transcraneal han mostrado gran efectividad en casos específicos. La terapia electroconvulsiva es un tratamiento médico utilizado principalmente en casos graves, cuando otros tratamientos no han sido efectivos. Consiste en la aplicación de corrientes eléctricas al cerebro, lo que provoca una breve convulsión controlada. Este procedimiento, realizado bajo anestesia general y con relajantes musculares para garantizar la seguridad y el confort del paciente, además es un tratamiento seguro y eficaz cuando se implementa en un entorno clínico adecuado. La estimulación magnética transcraneal es un tratamiento no invasivo que utiliza campos magnéticos para estimular áreas específicas del cerebro relacionadas con el estado de ánimo. A diferencia de la terapia electroconvulsiva, aunque es menos eficaz, no requiere anestesia ni provoca convulsiones y los pacientes pueden reanudar sus actividades diarias inmediatamente después de cada sesión.

Tratamientos farmacológicos

Los fármacos empleados para tratar el trastorno depresivo se conocen como *antidepresivos*. Estos medicamentos se obtienen bajo prescripción médica y mediante una receta, que puede ser emitida por un médico general o un especialista en psiquiatría. En el caso de menores de edad, la receta suele ser expedida principalmente por un especialista en psiquiatría infantil y juvenil. A excepción de un medicamento (que analizaremos posteriormente), los antidepresivos aprobados se administran por vía oral y deben ingerirse diariamente. Su acción suele requerir varias semanas para manifestarse, y el tratamiento debe continuarse durante varios meses adicionales. La duración total del tratamiento se establece en colaboración entre el médico, el paciente y su familia, asegurando un enfoque personalizado y adaptado a las necesidades de cada caso.

El cerebro funciona correctamente gracias al equilibrio de sustancias químicas llamadas neurotransmisores, producidas por las células neuronales[2]. Estas sustancias se liberan en un pequeño espacio entre las células, conocido como sinapsis, donde se unen a receptores específicos para activar procesos que aseguran el buen funcionamiento del sistema nervioso. Para mantener niveles adecuados de neurotransmisores, el cerebro dispone de mecanismos especializados que los reciclan o eliminan, preservando el equilibrio necesario para una salud mental óptima. La teoría monoaminérgica, una de las más conocidas sobre el origen del trastorno depresivo, sugiere que esta enfermedad se debe a un desequilibrio en los neurotransmisores conocidos generalmente como monoaminas: noradrenalina, dopamina y serotonina. Investigaciones recientes han señalado que otros neurotransmisores como el glutamato también desempeñan un papel crucial, lo que ha llevado a cuestionar esta teoría como única explicación. No obstante, se cree que todos los antidepresivos disponibles funcionan aumentando la disponibilidad de neurotransmisores en los espacios sinápticos, ayudando así a restablecer un estado de ánimo normal. Existen varias clases de antidepresivos, diferenciadas por su estructura química y posibles mecanismos de acción[3].

Con la excepción del medicamento esketamina, los antidepresivos aprobados en España requieren de un cierto tiempo para alcanzar su efecto terapéutico máximo. Aunque algunos síntomas pueden evolucionar favorablemente en las primeras dos o tres semanas, la mejoría del trastorno —en casos exitosos— generalmente no ocurre antes de las seis semanas. Por tanto, los pacientes no deben abandonar pre-

---

[2] Véase el capítulo 3, «Introducción a la psicofarmacología».

[3] Véase el Apéndice.

maturamente el tratamiento por creer que no está funcionando. Como parámetro general, no se considera que un tratamiento ha fracasado hasta que no se hayan administrado las dosis adecuadas durante al menos seis semanas. Además, una vez alcanzado un resultado positivo, el medicamento debe continuarse sin interrupciones durante varios meses para prevenir una recaída.

Los primeros antidepresivos disponibles, denominados «inhibidores de la monoamino oxidasa-IMAO» y «tricíclicos», fueron introducidos a mitad del siglo XX. Aunque se mencionan en el Apéndice, es importante subrayar que se emplean poco actualmente debido a su alta toxicidad. Los tricíclicos son especialmente cardiotóxicos y los inhibidores de la monoamino oxidasa pueden desencadenar accidentes cerebrovasculares si se consumen junto a una sustancia denominada «tiramina», que se encuentra en alimentos tan comunes como el queso. Además, sobredosis intencionales, incluso en cantidades que no exceden una semana de tratamiento, presentan una alta mortalidad. La severidad de estos efectos indeseados en estos primeros antidepresivos comerciales, también conocidos como «clásicos» o de «primera generación», impulsó la búsqueda de fármacos más seguros. A finales del siglo XX, con el descubrimiento de los antidepresivos «inhibidores selectivos de la recaptación de serotonina-ISRS», que tienen un perfil de seguridad mucho mejor, el tratamiento farmacológico del trastorno depresivo comenzó a ofrecerse en atención primaria. Anteriormente, solo los psiquiatras contaban con los conocimientos necesarios para manejar la complejidad de los antidepresivos clásicos. Tras el éxito de los ISRS, aparecieron los «inhibidores de la recaptación de serotonina y noradrenalina-IRSN» y otros medicamentos más recientes con mecanismos de acción ligeramente distintos. No obstante, los antidepresivos de primera generación todavía pueden tener un papel importante en aquellos pacientes que no responden a tratamientos más recientes. Hasta la fecha, a pesar de la abundancia de medicamentos disponibles, no se ha demostrado de manera concluyente que un tipo de medicamento sea significativamente más eficaz que otro. En general, los nuevos antidepresivos son bien tolerados y, si aparecen efectos adversos, tienden a ser leves y se resuelven con el uso continuado. Por tanto, la elección del fármaco no se basa en la eficacia, sino en otros factores que los médicos tienen en cuenta a la hora de afrontar el tratamiento y que explicaremos más adelante.

EFECTOS ADVERSOS DE LOS ANTIDEPRESIVOS ISRS E IRSN

Efectos frecuentes que suelen disminuir con uso continuado

Ansiedad
Cambio en el apetito y peso
Disminución de la libido
Insomnio
Náuseas
Temblor
Bostezos
Fatiga
Sudoración
Inquietud

Efectos infrecuentes que requieren atención médica inmediata

Comportamiento suicida
Elevación de la presión arterial
Síndrome serotoninérgico

Es importante también advertir de otras situaciones poco frecuentes, pero que requieren especial atención, como:

— El comportamiento suicida en menores de 25 años, que explicaremos detalladamente más adelante.
— El síndrome serotoninérgico, que es una constelación de síntomas que incluye agitación, confusión, fiebre, frecuencia cardíaca elevada, diarrea, vómitos, sudoración, dilatación pupilar, temblores, movimientos musculares involuntarios, rigidez, y falta de coordinación motora, que puede aparecer por sensibilidad individual, sobredosis o interacción con otros medicamentos.
— El síndrome de retirada, que puede aparecer días después de suspender abruptamente un tratamiento. Se caracteriza por síntomas como mareos, alteraciones sensoriales, problemas de sueño (como insomnio o sueños reales), astenia, agitación o ansiedad, náuseas, vómitos, temblores y dolor de cabeza. Aunque generalmente estos síntomas son leves o moderados, en algunos casos pueden ser graves, pero suelen resolverse en unas dos semanas y en raras ocasiones pueden persistir por más tiempo. Su frecuencia exacta no está completamente establecida y, a veces, se confunde con una recaída de la enfermedad, ya que desaparece al reiniciar el tratamiento.
— Contraindicación de combinar antidepresivos con inhibidores de la monoamino oxidasa, pues la combinación puede tener consecuencias fatales, por lo que se debe evitar rigurosamente.

Los antidepresivos más recomendados son los ISRS e IRSN, principalmente por su menor riesgo de efectos adversos graves. Aunque la eficacia de los distintos antidepresivos está comprobada en decenas de estudios de investigación, su efectividad en la práctica clínica en ciertos casos puede ser menor que en laboratorio. Esta falta de respuesta se conoce como *depresión resistente al tratamiento*. En este contexto, existen alternativas reservadas solo para pacientes que no mejoran con las opciones usuales. Por ejemplo, según el doctor Yihen Pan, de la Case Western Reserve University en Estados Unidos, la ketamina, un anestésico administrado por vía intravenosa en entornos médicos controlados, proporciona un alivio rápido de los síntomas depresivos en pacientes con depresión resistente y reduce las ideas suicidas. La ketamina está compuesta por dos moléculas, la es-ketamina y la d-ketamina, y actúa sobre el sistema del neurotransmisor denominado glutamato. Aunque no ha sido aprobada formalmente como tratamiento para la depresión, se utiliza en diversas clínicas de Estados Unidos y algunas en España bajo el protocolo conocido como «uso fuera de ficha técnica» («*off label*»), que permite emplear medicamentos autorizados para otras indicaciones distintas a las establecidas originalmente. La molécula de es-ketamina, uno de los componentes de la ketamina, *sí ha sido aprobada* —siempre en combinación con otro antidepresivo— en pacientes con depresión resistente. Su aparente acción más rápida también la hace adecuada para el tratamiento agudo y a corto plazo de síntomas depresivos en emergencias psiquiátricas. La administración de es-ketamina es diferente a la de los antidepresivos convencionales, ya que se realiza por vía intranasal. Dado el riesgo de efectos adversos graves, su uso también requiere un entorno médico controlado, donde el paciente debe ser monitorizado para garantizar su seguridad. Debido a posibles efectos como sedación, disociación y aumento de la presión arterial, el paciente debe permanecer bajo vigilancia médica hasta que esté clínicamente estable y pueda abandonar el centro de salud. Otros efectos adversos incluyen riesgo de abuso, así como complicaciones hepáticas y urogenitales. Aunque varios estudios observaron una reducción de la ideación suicida pocas horas después de la administración de es-ketamina, lo que la posicionó como un posible tratamiento antisuicida, esta indicación no fue aprobada debido a la controversia sobre su efectividad en este aspecto.

Población infantil y juvenil

Tratamientos no farmacológicos

En España no existen datos rigurosos recientes sobre la prevalencia específica de la depresión en la población juvenil española, pero según el catedrático Eduardo Fonseca-Pedrero, de la Universidad de La Rioja, en España el 6 % de los adolescentes presenta síntomas graves de depresión, mientras que un 26 % padece síntomas de intensidad moderada. Para el tratamiento del trastorno depresivo en niños y adolescentes se aconseja comenzar —como primera línea de tratamiento— con abordajes psicosociales. En particular, se utiliza la terapia cognitiva conductual, pero según el reporte de INFOCOP existen también otras modalidades psicoterapéuticas que pueden aplicarse. Solo cuando la depresión es severa, se recomienda combinar el tratamiento psicosocial con una opción psicofarmacológica.

Tratamientos farmacológicos

El tratamiento farmacológico en la población infantil y juvenil presenta desafíos. Las agencias de farmacovigilancia de cada país solo aprueban un medicamento después de que se haya comprobado su eficacia a través de ensayos clínicos. Cuando se estudian medicamentos para su uso en menores, la participación de estos en protocolos de investigación plantea no solo problemas logísticos, sino también importantes cuestiones éticas relacionadas con el consentimiento informado. Como resultado, la mayoría de los medicamentos disponibles para el tratamiento del trastorno depresivo en adultos no han sido específicamente evaluados en la población infantil y carecen de aprobación gubernamental para su uso en este segmento de población. Eso hace que cuando los enfoques no farmacológicos en menores fracasan o el sufrimiento del paciente es considerable, los médicos recurran a fármacos aprobados para la depresión en adultos. En estos casos se emplea el protocolo «fuera de ficha técnica», mencionado anteriormente.

Controversia sobre el uso de antidepresivos en la población infantil y juvenil

El uso de antidepresivos en menores de edad es un tema rodeado de controversia, debatido ampliamente en publicaciones científicas. Por un lado, un sector de profesionales destacados se opone firmemente a su empleo; por otro, un grupo igualmente cualificado defiende su utilidad. Ambos coinciden en que la eficacia de los antidepresivos en jóvenes es menor que en adultos.

El debate sobre el uso de los antidepresivos se intensificó cuando surgieron preocupaciones sobre el posible aumento del riesgo de comportamiento suicida en niños y adolescentes tratados con estos medicamentos. A principios del siglo XXI, la Food and Drug Administration de Estados Unidos (FDA) detectó en los ensayos clínicos con el antidepresivo paroxetina un aumento en la frecuencia de ideas suicidas y autolesiones en adolescentes, en comparación con quienes tomaban placebo. En respuesta, la FDA revisó exhaustivamente los ensayos clínicos de todos los antidepresivos en menores. Los resultados mostraron que, aunque no se registraron suicidios, el «comportamiento suicida» —ideas suicidas y actos autolesivos— era el doble de frecuente en los pacientes que tomaban antidepresivos (4 %) que en los que recibían placebo (2 %). A raíz de estos datos, la FDA emitió una alerta sobre su uso en pacientes infantiles, juveniles y adultos jóvenes. En Estados Unidos, solo la fluoxetina y el escitalopram están aprobados formalmente para menores, mientras que otros antidepresivos pueden usarse «fuera de ficha». En España, la Agencia Española de Medicamentos y Productos Sanitarios (AEMPS) comparte estas preocupaciones y desaconseja el uso de antidepresivos en menores, salvo la fluoxetina, la única aprobada para esta población.

La pregunta central es: ¿Es prudente administrar a un joven deprimido, con riesgo de suicidio, un medicamento que podría incrementar ese peligro? El grupo contrario al uso de antidepresivos en menores sostiene que, aunque no se hayan registrado muertes por suicidio en los estudios, cualquier incremento en el comportamiento suicida es inaceptable, especialmente considerando su limitada eficacia en jóvenes. Desde esta perspectiva, el riesgo supera los beneficios potenciales. Por otro lado, quienes apoyan el uso de antidepresivos, como los profesionales de la Academia de Psiquiatría Infantil y Juvenil de Estados Unidos (AACAP), argumentan que la mayoría de los jóvenes que mueren por suicidio sufrían algún trastorno psiquiátrico, probablemente depresivo, lo que ya implica un alto riesgo de suicidio. Además, un porcentaje muy bajo de los jóvenes que se suicidan había recibido tratamiento con antidepresivos, cuestionando la supuesta relación directa entre estos medicamentos y el riesgo de muerte. Aunque menos eficaces que en adultos, estudios como el del doctor John. S. March, de la Universidad de Duke, avalan su efectividad en adolescentes. Asimismo, según la cadena CNN, investigaciones recientes sugieren que la disminución del uso de antidepresivos estuvo asociada con un aumento en los casos de suicidio entre jóvenes. En la práctica clínica diaria, los médicos consideran válidas ambas posturas y, sin generalizarlas, ajustan sus decisiones según las características y necesidades individuales de cada paciente. En todos los casos, los clínicos monitorean de cerca la posible aparición de comportamientos suicidas y, si estos surgen, implementan el tratamiento necesario para reducir el riesgo.

UN PSICÓLOGO CLÍNICO Y UN PSIQUIATRA DIALOGAN SOBRE EL TRASTORNO DEPRESIVO

DR. URRA: Estimado doctor Kaplan, le propongo que conversemos sobre estrategias generales de tratamiento tomando como base muchas de las dudas que expresan mis pacientes. Después, que apliquemos estas pautas a casos clínicos de adultos y menores de edad, sin mencionar información que pueda comprometer la privacidad de las personas, pero que representan situaciones clínicas típicas en la práctica diaria. Comencemos por discernir en qué casos se recomienda medicación antidepresiva.

DR. KAPLAN: Para los casos leves está indicado solo el tratamiento psicoterapéutico. Para los casos graves se recomienda generalmente el tratamiento farmacológico, pero siempre acompañado de apoyo psicoterapéutico. Para las instancias de nivel moderado, se inicia el tratamiento con psicoterapia, pero si la evolución no es favorable, o en presencia de comportamiento suicida, rápidamente se recomienda iniciar el tratamiento farmacológico.

DR. URRA: ¿Con qué antidepresivo debe comenzarse el tratamiento?

DR. KAPLAN: Dado que ninguna clase de antidepresivos ha demostrado superioridad clínica, no existen reglas universalmente aceptadas sobre cómo seleccionar el fármaco adecuado. Sin embargo, hay ciertas normas reconocidas. Por ejemplo, si un paciente ha tenido episodios previos tratados con éxito con un fármaco específico, se tiende a utilizar ese mismo en un episodio siguiente.

DR. URRA: ¿Y si la depresión presenta características adicionales?

DR. KAPLAN: Si la depresión viene acompañada de dolor físico, se elige un fármaco que también esté indicado para esta condición, como la duloxetina. En casos con un componente ansioso importante, se prefiere un antidepresivo que cubra ambas necesidades, como la fluoxetina. Cuando el paciente sufre insomnio, se recomienda un fármaco con propiedades sedantes, como la mirtazapina, pero si presenta fatiga importante, se evita este tipo de medicamentos. Además, se suele evitar recetar medicamentos de alto coste ya que, como dijimos anteriormente, ningún antidepresivo ha demostrado ser superior.

DR. URRA: ¿Hay excepciones a esta regla del coste?

DR. KAPLAN: Sí, en situaciones específicas como la depresión resistente, se puede justificar el uso de un agente más caro, como la es-ketamina, debido a su eficacia comprobada en estos casos.

DR. URRA: ¿La experiencia personal del médico juega un papel importante en la selección?

DR. KAPLAN: Así es. Los médicos tienden a recetar los fármacos que mejor conocen, ya que es difícil tener experiencia amplia con todos los que hay disponibles. Eso hace que la elección varíe de profesional a profesional.

DR. URRA: ¿Qué sucede con los pacientes mayores que toman varios medicamentos?

DR. KAPLAN: En esos casos, se recomienda un antidepresivo con pocas interacciones medicamentosas, como el escitalopram.

DR. URRA: ¿Cuánto tiempo debemos esperar para observar una respuesta?

DR. KAPLAN: Si no se observan mejorías de cuatro a seis semanas con una dosis terapéutica, se considera que el tratamiento ha fracasado. Sin embargo, definir la «dosis terapéutica» es complicado, ya que varía significativamente entre pacientes. Actualmente, no existen pruebas específicas que determinen *a priori* la dosis adecuada para cada individuo, por lo que el juicio clínico del médico será clave para decidir los próximos pasos. Por ejemplo, un tratamiento con fluoxetina de 20 mg diarios durante dos semanas (un tiempo demasiado corto) no es suficiente y debe continuarse. En cambio, si después de doce semanas, con una dosis superior a 40 mg diarios (considerada fuerte), no hay mejoría, probablemente el medicamento no será efectivo en ese paciente.

DR. URRA: ¿Cómo debe procederse cuando el paciente no mejora con el primer tratamiento?

DR. KAPLAN: No existen algoritmos universalmente aceptados para guiar el siguiente paso en estos casos. Aunque los antidepresivos han demostrado eficacia en ensayos clínicos, en la práctica, el porcentaje de pacientes que logra una mejoría completa con el primer fármaco es mucho menor de lo esperado.

DR. URRA: Entonces, ¿cuál suele ser el enfoque habitual?

DR. KAPLAN: En general, si no se obtienen resultados, se cambia a un fármaco de una clase diferente, lo que llamamos una «estrategia de cambio».

DR. URRA: ¿Qué pasa si tampoco funciona la estrategia de cambio?

DR. KAPLAN: En ese caso, se puede optar por una estrategia de potenciación, que consiste en añadir un segundo medicamento complementario. Por ejemplo, se puede combinar un antidepresivo con un antimaníaco como el litio o un antipsicótico como quetiapina, ambos aprobados en España para este propósito. También existen opciones de combinar con otros fármacos siguiendo el protocolo «fuera de ficha técnica».

DR. URRA: Si después de todo esto no hay mejoría, ¿qué se recomienda?

DR. KAPLAN: Si después de probar entre dos y cuatro estrategias diferentes el paciente no mejora, se recomienda combinar el antidepresivo con la es-ketamina, indicada para la depresión resistente.

DR. URRA: ¿Hay alguna esperanza de mejores estrategias en los avances recientes?

DR. KAPLAN: Sí, los avances en farmacogenómica están abriendo nuevas posibilidades. Se espera que, en un futuro cercano, las pruebas genéticas permitan predecir qué medicamento tiene mayores probabilidades de éxito para cada paciente, facilitando tratamientos más personalizados.

DR. URRA: ¿Esas pruebas ya se están utilizando?

DR. KAPLAN: Se están recomendando con frecuencia, pero, por el momento, su nivel de predicción no es suficiente como para justificar su uso de forma generalizada. Aún nos falta camino por andar en cuanto a tratamientos verdaderamente personalizados.

DR. URRA: ¿Con qué frecuencia debe el paciente consultar con el médico?

DR. KAPLAN: El tratamiento farmacológico se recomienda en casos de depresión moderada a grave en adultos, y en la población infantil y juvenil se reserva únicamente para situaciones de gran seriedad. Por ello, es esencial mantener un contacto frecuente con el médico para realizar una evaluación continuada tanto de la eficacia del tratamiento como del riesgo de suicidio. La frecuencia de las visitas dependerá de las características individuales de cada paciente, pero generalmente se sugiere una evaluación semanal al inicio del tratamiento, con una disminución progresiva de las consultas conforme se observe una mejoría. La psicoterapia, por su parte, se recomienda en la mayoría de los casos. No solo es efectiva como tratamiento independiente, sino que también proporciona un beneficio adicional: el contacto regular con un psicólogo clínico facilita la identificación de cualquier deterioro sintomático o aumento del riesgo suicida, asegurando una derivación inmediata al médico para una intervención rápida.

DR. URRA: ¿Durante cuánto tiempo debe continuarse un tratamiento farmacológico efectivo?

DR. KAPLAN: Se recomienda que se continúe el tratamiento durante «varios meses», pero el tiempo exacto es un debate abierto. Por lo general, tratamientos inferiores a seis meses tienen una alta incidencia de recaída, por lo que no se aconseja interrumpir antes de transcurrido dicho periodo. Tras doce meses de estabilidad, puede considerarse la interrupción del tratamiento, sobre todo si es el único episodio que ha padecido el paciente. De considerarse la interrupción, esta debe ser paulatina, disminuyendo la dosis progresivamente durante varias semanas para evitar un síndrome de retirada. Por ejemplo, si la dosis efectiva de cierto fármaco fue de 20 mg, se puede reducir a 15 mg durante unas semanas, después a 10 mg, eventualmente a 5 mg e interrumpir. Este método permite evaluar la aparición de recaídas antes de que el efecto terapéutico desaparezca totalmente. En caso de recaída, se logrará el retorno a la dosis terapéutica más rápidamente. Si el paciente padece un trastorno más crónico y ha recaído cada vez que se interrumpe el tratamiento, es prudente continuar con el antidepresivo por tiempo indeterminado, reevaluando las circunstancias cada seis meses.

DR. URRA: ¿Qué hacer si aparecen efectos adversos?

DR. KAPLAN: En general, si aparecen efectos adversos sin ninguna mejoría, lo más probable es que se deba interrumpir el tratamiento y optar por otro antidepresivo. No obstante, si se ha observado alguna mejoría, es recomendable reducir la dosis a la última que no causó efectos adversos y continuar con el tratamiento durante un tiempo para verificar si la mejoría persiste con la dosis más baja. En algunos casos, a pesar de los efectos adversos, cuando ha habido una mejora significativa, se prefiere mantener el antidepresivo y combinarlo con otros medicamentos para contrarrestar los efectos no deseados. Por ejemplo, si el antidepresivo genera ansiedad, se puede considerar la adición de un ansiolítico. Si el efecto adverso afecta a la función sexual, se puede incorporar un tratamiento específico para la disfunción. En casos de aumento de peso, se aconseja adoptar medidas higiénico-dietéticas, como la incorporación de ejercicio físico y control alimentario, siendo recomendable la consulta con un nutricionista. El médico evaluará estrategias adicionales para mitigar los efectos secundarios de un antidepresivo que ha mostrado ser efectivo en el alivio de la depresión, ya que cambiar de fármaco podría eliminar tanto los efectos adversos como el beneficio antidepresivo.

DR. URRA: ¿Cuáles son las alternativas en la población infantil y juvenil si la fluoxetina, el único antidepresivo aprobado en España, fracasa?

DR. KAPLAN: Si el tratamiento inicial con fluoxetina no logra mejorías significativas y la depresión sigue siendo grave, con riesgo elevado de suicidio o deterioro funcional severo, se puede considerar aumentar la dosis, ya que las dosis usuales en adolescentes son bajas. Este ajuste debe realizarse bajo un monitoreo estricto para detectar posibles efectos adversos. En casos donde la fluoxetina no resulte efectiva, podría evaluarse otra medicación o combinación bajo el protocolo «fuera de ficha técnica». Una estrategia de cambio razonable sería el escitalopram, aprobado por la FDA en Estados Unidos para su uso en menores. Aunque comparten perfiles similares en cuanto a acción, riesgos y efectos secundarios, algunos pacientes que no responden a un antidepresivo pueden experimentar mejoría con otro, por motivos aún no completamente entendidos.

DR. URRA: ¿Y si la falta de respuesta se debe a un diagnóstico errado?

DR. KAPLAN: En pacientes jóvenes, distinguir entre un primer episodio de trastorno bipolar que comienza con depresión y un trastorno depresivo puede ser especialmente complicado. Esto es relevante porque el tratamiento de la fase depresiva del trastorno bipolar difiere significativamente del abordaje del trastorno depresivo. Si un paciente que inicialmente fue diagnosticado con trastorno depresivo no responde al tratamiento inicial, es importante reevaluar el diagnóstico y considerar la posibilidad de que se trate de un trastorno bipolar. En ese caso, sería necesario implementar un tratamiento específico para esta condición. Además, deben evaluarse otras posibles causas que puedan influir en la falta de respuesta, como la presencia de condiciones médicas comórbidas, abuso de sustancias o enfermedades concurrentes como el trastorno por déficit de atención e hiperactividad (TDAH), entre otros.

DR. URRA: ¿Existen otros abordajes, además del farmacológico y psicoterapéutico, en la población infantil y juvenil?

DR. KAPLAN: Cuando los tratamientos usuales no logran una buena respuesta, es importante considerar otros cambios en la vida del joven. Los síntomas de trastorno depresivo interfieren en el aprendizaje, pero los gabinetes de orientación en los centros educativos no están generalmente preparados para contener síntomas psiquiátricos graves. Por tanto, es aconsejable considerar la posibilidad de continuar la escolarización en colegios especializados en lidiar con las alteraciones del ánimo, donde también exista la posibilidad de consulta psiquiátrica infantil y juvenil especializada. Esta modalidad, conocida como «escuela terapéutica de día», es un recurso habitual en Estados Unidos, y ha comenzado a ofrecerse en España recientemente. En este entorno, maestros, terapeutas y psiquiatras trabajan juntos coordinando sus esfuerzos en tiempo real para aliviar la sintomatología que interfiere en el aprendizaje y vida social del joven. Si estos recursos no mejoraran el resultado de tratamiento, en ocasiones sería necesario el ingreso en un residencial, de los cuales hay excelentes ejemplos en España, particularmente si el paciente ha manifestado violencia hacia sus padres, familia, hacia sí mismo o hacia el medio ambiente.

DR. URRA: Veamos cómo se aplican estas estrategias en la práctica siguiendo algunos ejemplos clínicos. Comencemos con Carmen, a quien presentábamos al comienzo del capítulo: Sufre síntomas típicos de un trastorno depresivo, pues ha padecido tristeza durante más de dos semanas, insomnio, pérdida de peso, fatiga, sentimientos de culpa y disminución de interés. Estos síntomas interfieren en su vida cotidiana. Desafortunadamente, el tratamiento psicoterapéutico no produjo los efectos deseados y la depresión se profundizó con la aparición de actitudes negativistas que podrían conducir a ideación suicida. Cuando Carmen es evaluada por un psiquiatra, este recomienda un tratamiento con antidepresivos, dado que presenta un trastorno depresivo moderado a severo que no ha respondido a la psicoterapia y cuyo cuadro se está agravando. Lo más habitual es que se recete inicialmente un antidepresivo de la familia de los ISRS, como la fluoxetina, aunque cualquier otro antidepresivo sería adecuado. Se aconseja continuar con la psicoterapia, ya que los efectos terapéuticos del medicamento no serán inmediatos, y es fundamental proporcionar a la paciente el mayor apoyo posible durante este periodo de transición. Tras cuatro semanas de tratamiento con 20 mg al día de fluoxetina, Carmen comienza a experimentar mejoras: sus pensamientos son más positivos, la fatiga ha disminuido y participa con mayor frecuencia en el cuidado de sus hijos. A las seis semanas, Carmen logra dormir bien, apenas se siente triste y ya no percibe que es una carga para su familia. Los efectos adversos iniciales como náuseas, sudoración y temblores, que el psiquiatra le explicó que eran comunes en las primeras semanas de tratamiento, desaparecen por completo. En esta nueva etapa, el equipo terapéutico recomienda continuar con sesiones mensuales con el psiquiatra para monitorear el tratamiento farmacológico, y semanales con el psicólogo, para darle seguimiento a la psicoterapia, asegurando así una recuperación sostenida. Más adelante, dependiendo de la evolución, se evaluará por cuánto tiempo se recomendará la continuación del tratamiento.

También tenemos el caso de Isabel:

> Isabel acaba de cumplir 22 años y su infancia fue inicialmente difícil debido a que su madre sufría de depresión crónica y adicciones, con múltiples intentos de suicido y hospitalizaciones que le hacían imposible ocuparse de su hija. Su padre falleció de una sobredosis de heroína. Fue su abuela paterna quien se ocupó de criarla y felizmente en un entorno seguro. Isabel

comenzó la carrera de enfermería en la universidad. Pero desde los 20 años sufre episodios de depresión y ansiedad que habían sido leves hasta muy recientemente y respondían a psicoterapia. Tras una pelea con su pareja, Isabel se queja de mayor ansiedad y gran dificultad para conciliar el sueño, síntomas que le impiden estudiar. Mas preocupante aún es que se autolesiona levemente. Su psicólogo clínico determina que el riesgo suicida es bajo, pero dado que la condición de Isabel ha empeorado a pesar de la psicoterapia y que tiene antecedentes múltiples de historia familiar psiquiátrica, es prudente la consulta con un especialista.

DR. KAPLAN: Así es. La predisposición genética de Isabel indica un alto riesgo de agravamiento severo de su enfermedad y la posibilidad de futuros intentos de suicidio. Aunque presenta insomnio severo, sería preferible evitar, en la medida de lo posible, la prescripción de hipnóticos como las benzodiazepinas, debido a sus antecedentes familiares de adicción, que aumentan significativamente el riesgo de desarrollar un síndrome de abuso de sustancias. Existen dos enfoques principales para abordar su tratamiento. La primera opción es el uso de un ISRS como la fluoxetina o un ISRN como la duloxetina, ambos con eficacia comprobada en el manejo de la ansiedad. La segunda opción es la mirtazapina, un antidepresivo que, aunque no está específicamente aprobado para tratar la ansiedad, posee propiedades sedantes significativas. En circunstancias normales, esta sedación podría considerarse un efecto adverso, especialmente para personas con trabajos que requieren alta concentración, como ejecutivos u operadores de maquinaria. Sin embargo, en el caso de Isabel esta característica podría ser beneficiosa, especialmente para mejorar el sueño nocturno. Reducir los episodios de insomnio, un momento crítico en el que los pensamientos negativos suelen intensificarse, podría ser un paso crucial hacia su recuperación. La experiencia clínica del médico es fundamental en la selección del tratamiento ya que, como vemos, las indicaciones de estos medicamentos son, en teoría, similares.

DR. URRA: Isabel mostró una evolución muy favorable con el tratamiento de mirtazapina. Su insomnio mejoró rápidamente, lo que le permitió establecer un patrón de sueño más reparador. Mientras tanto, la psicoterapia ayudó a contener y manejar los síntomas depresivos, que comenzaron a responder gradualmente a la medicación. Finalmente, al cabo de seis semanas, los síntomas depresivos remitieron, marcando un progreso significativo en su recuperación.

DR. KAPLAN: Pero pasemos al caso de Pedro, de 56 años, que es más complejo:

> Pedro trabajó durante dos décadas en una fábrica hasta que esta cerró, dejándolo en paro. Divorciado y sin hijos, vive solo. Tras meses sin poder encontrar un nuevo empleo, comenzó a consumir alcohol para poder conciliar el sueño. El consumo luego se extendió a todas horas, lo que deterioró sus relaciones. Sus amigos, con quienes ahora se pelea frecuentemente, lo describen como una persona amargada. Pedro empezó a considerarse un fracasado y a pensar que sería mejor morir. Estos pensamientos le llevaron a planificar su suicidio, y buscó una soga para ahorcarse, pero el temor que esto le generó fue el motivo de que acudiese a Urgencias. Fue ingresado en el hospital durante diez días, donde recibió tratamiento con fluoxetina a una dosis de 20 mg diarios. Durante su estancia, comenzó a dormir mejor y dejó de tener pensamientos suicidas. Tras su alta hospitalaria, el plan de tratamiento de Pedro incluyó la continuación de fluoxetina, psicoterapia y orientación laboral. Sin embargo, cuatro semanas después de regresar a casa, su ánimo se deterioró. En respuesta, su psiquiatra incrementó la dosis de

fluoxetina a 40 mg diarios. A los pocos días, Pedro experimentó ansiedad, temblores y pérdida de apetito, lo que complicó su situación clínica. Ante estos efectos adversos, el psiquiatra decidió cambiar la medicación por venlafaxina, un IRSN. Pedro se sintió más optimista con el nuevo medicamento, que toleró mejor sin padecer efectos adversos. Desafortunadamente, dos semanas después, Pedro sufrió una recaída: volvió a consumir alcohol, abandonó la búsqueda de empleo, se aisló en casa y limitó sus contactos sociales exclusivamente a las citas con el psiquiatra. En una de estas sesiones, reveló que sus ideas suicidas habían regresado y, además, un secreto familiar que había mantenido oculto: su padre se había suicidado.

DR. KAPLAN: Este nuevo dato añadió un nuevo nivel de gravedad, aumentando los factores de riesgo asociados que ya eran considerables. Ante la falta de progreso y la seriedad de los síntomas, el psiquiatra recomendó un nuevo ingreso hospitalario por depresión severa y resistente al tratamiento. Se inició entonces un tratamiento conjunto con es-ketamina administrada por vía intranasal. Al cabo de unos días, cesaron las ideas suicidas y pudo conciliar el sueño. En las dos semanas siguientes, adoptó una visión más positiva de la vida y contactó a sus amigos para disculparse y organizar un encuentro. Tras el alta, y debido a la gravedad de sus síntomas anteriores, se le derivó a un hospital de día para un seguimiento más cercano. Allí deberá asistir diariamente durante varias semanas para un monitoreo cercano de sus síntomas. Al finalizar este periodo, se realizará una evaluación para determinar si puede continuar el tratamiento de manera ambulatoria en consulta externa.

DR. URRA: En una situación de tal gravedad, también es recomendable que, al salir del sistema hospitalario, se continúe con la psicoterapia de manera ambulatoria. Este enfoque no solo le brindará apoyo emocional y herramientas para prevenir recaídas, sino que también lo ayudaría a reconstruir aspectos de su vida social que se vieron gravemente afectados durante el periodo más agudo de la depresión. La psicoterapia podría enfocarse en fortalecer sus habilidades interpersonales, reparar relaciones dañadas y fomentar una rutina diaria que contribuya a su bienestar integral. Este paso es fundamental para consolidar la mejoría obtenida durante el tratamiento hospitalario y facilitar su reintegración plena en la vida cotidiana.

DR. KAPLAN: Comentemos ahora sobre José:

> José, de 14 años, es un destacado estudiante de la ESO, conocido por su buen comportamiento y carácter afable. Colabora regularmente en las tareas del hogar, lo que llena de orgullo a su familia. Con grandes aspiraciones, sueña con ser médico, un logro que marcaría un hito importante al convertirse en el primer profesional de su familia. Además, tiene un amplio círculo de amigos y destaca en el fútbol, un deporte que practica con entusiasmo. Cuando comenzó una relación de noviazgo, sus padres temieron que esto pudiera afectar a su labor académica, pero José mantuvo sus responsabilidades escolares intactas. Sin embargo, a los padres les preocupó la intensidad con la que expresaba sus emociones, como cuando afirmaba que su vida había cambiado gracias a su novia y que no sabría qué hacer sin ella. Cuando la relación terminó abruptamente, José mostró cambios alarmantes, como estar irascible y pasar largos ratos encerrado en su cuarto, donde se le escuchaba llorar. En la escuela, sus profesores señalaron que dejó de entregar sus tareas a tiempo, algo inusual en él. A pesar de estos cambios, los domingos siguió jugando al fútbol y parecía disfrutar de la compañía de sus amigos en el campo. Preocupados por el impacto que la ruptura está teniendo en su vida académica y emocional,

y la posibilidad de ideación suicida, los padres de José deciden consultar con un psicólogo para buscar orientación y apoyo.

DR. URRA: Durante la consulta, el psicólogo realizó una evaluación exhaustiva, incluyendo una exploración específica del riesgo suicida. José explicó que, aunque estuvo muy triste tras la ruptura con su novia, ahora ve las cosas con más claridad. Aseguró que la vida es valiosa y que una pelea con su pareja no es razón suficiente para querer morir. Con una actitud optimista, mencionó que hay muchas oportunidades para conocer a otras chicas en el futuro. Además, José reveló que probó la marihuana una vez, pero no le gustó y decidió no volver a consumirla. Tampoco está interesado en beber alcohol, ya que quiere mantenerse sano para seguir practicando deportes. Como aspirante a médico, también está firmemente en contra del uso de drogas ilegales. José informó que había hablado con sus profesores para ponerse al día con las tareas que no completó cuando estaba más afectado emocionalmente. En cuanto a la historia familiar, los padres descartan antecedentes psiquiátricos. Tras analizar toda la información, el psicólogo diagnosticó a José un *trastorno depresivo leve*, con un pronóstico favorable, y recomendó un plan de *terapia cognitiva conductual* durante ocho semanas, seguido de una reevaluación para determinar si el tratamiento ha sido efectivo o si se requieren más sesiones. Cuando los padres preguntaron sobre la posibilidad de iniciar un tratamiento farmacológico, el psicólogo aclaró que, en casos de depresión leve y más aun tratándose de un adolescente, el uso de antidepresivos no es necesario dado que la terapia psicológica es la opción más adecuada y efectiva en este momento. José evolucionó favorablemente y varias semanas más tarde no presentó ya ningún síntoma de trastorno depresivo.

7

TRASTORNOS PSICÓTICOS

Roberto, un joven de 17 años, cursa segundo de bachillerato. Desde niño siempre fue reservado y con pocos amigos, pero estudioso y amable. Tiene planes para continuar con una carrera universitaria. Pasa gran parte de su tiempo con videojuegos o viendo televisión en su habitación, casi sin hacerse notar en casa. Poco a poco, se hicieron aparentes grandes cambios en su personalidad. Su higiene personal empezó a deteriorarse y tenía mal olor. Cuando le llamaban la atención al respecto, respondía con gruñidos. Poco después, dejó de asistir a clases y prácticamente no salía de su habitación, pidiendo que le dejaran la comida en la puerta. Renunció al uso de su teléfono móvil, lo que le aisló aún más, incluso de su único amigo. Lo que más inquietó a su familia fue cuando envolvió el teléfono en papel de aluminio, lo dejó en el garaje y prohibió que se lo devolvieran. Por las noches, se le escuchaba caminar en círculos en su habitación. Semanas después, dejó de pedir comida. Alarmados, sus padres golpeaban su puerta, pero Roberto les ordenó que no intentaran entrar y aseguró la puerta con cerrojo. Poco después, se puso a gritar que «los extraterrestres» intentaban secuestrarlo. Ante esta situación, la familia llamó a la Guardia Civil, que tuvo que derribar la puerta. Lo encontraron desnudo, hablando consigo mismo y atrincherado detrás de montones de libros. Fue llevado de urgencia al hospital, donde le ingresaron con el diagnóstico de esquizofrenia.

Los trastornos psicóticos abarcan una serie de enfermedades psiquiátricas, siendo la esquizofrenia la más representativa. Todos los trastornos psicóticos comparten un rasgo esencial: la presencia de *psicosis*, que implica una desconexión con la realidad. Los síntomas clave incluyen delirios —creencias erróneas que desafían la lógica y la cultura del individuo— y alucinaciones —percepciones sensoriales sin estímulos reales—. Un ejemplo típico es el de una persona que oye voces (alucinaciones) que le ordenan realizar ciertas acciones. A su vez, la persona cree que quien le habla es un ser imaginario como el diablo (delirio). La psicosis, un síntoma cardinal de la esquizofrenia, también puede aparecer en otras condiciones, como el trastorno depresivo, el trastorno bipolar o una intoxicación por abuso de drogas. El Ministerio de Sanidad español estima que los trastornos psicóticos afectan a un 1,2 % de la población, mientras que la esquizofrenia en particular tiene una prevalencia de alrededor del 0,37 %.

A continuación, para explicar el tratamiento farmacológico de los trastornos psicóticos, se tomará como ejemplo la esquizofrenia, aunque las medicaciones mencionadas pueden emplearse en cualquier otro trastorno con psicosis. Debido a su severidad, estas enfermedades suelen requerir hospitalización para estabilizar al paciente, y necesitan un seguimiento médico posterior constante. Aunque la prevalencia de la esquizofrenia es menor que la de otros trastornos psiquiátricos, su impacto económico es elevado, no solo por el coste directo de los tratamientos, sino también por los indirectos asociados con la incapacidad crónica que la enfermedad produce. Por ejemplo, el doctor Marco Luengo, del Ayuntamiento de Avilés, Asturias, señala que el 11 % de las personas sin hogar sufren de esquizofrenia. La Universidad de Salamanca estima que en España el gasto que produce el tratamiento de estos trastornos ronda en torno a los 8.000 millones de euros al año. A continuación, analizaremos qué opciones de tratamiento existen para Roberto y otros pacientes adultos y jóvenes con trastornos psicóticos, profundizando en las herramientas farmacológicas disponibles.

EL PROCESO DIAGNÓSTICO

Desde tiempos antiguos, los estadios de agitación y desconexión con la realidad han fascinado y aterrorizado a la humanidad. Entre todas las condiciones psicopatológicas, la esquizofrenia es la que más se asocia con estos términos debido a sus manifestaciones profundamente disruptivas. La enfermedad se caracteriza clínicamente por tres tipos principales de síntomas: positivos, negativos y cognitivos, cada uno con implicaciones distintas.

— Síntomas positivos: Son los más reconocibles para la población general e incluyen alucinaciones, delirios, agitación psicomotora y desorganización conductual. Estos síntomas generan comportamientos radicalmente alejados de la norma.

— Síntomas negativos: Representan una disminución o ausencia de características normales del funcionamiento emocional y social, como la apatía, el retraimiento social y la falta de expresión emocional. Estos síntomas suelen ser más sutiles, pero contribuyen significativamente a la pérdida de funcionalidad en el largo plazo.
— Síntomas cognitivos: Implican dificultades en la memoria, la concentración y la capacidad de procesamiento, lo que afecta la habilidad del individuo para llevar una vida productiva y cumplir con las demandas cotidianas.

Los síntomas positivos suelen ser el foco durante el tratamiento inicial, ya que generan situaciones agudas. Sin embargo, los síntomas negativos y cognitivos son los principales responsables de la discapacidad crónica que suele acompañar a esta condición, comprometiendo severamente la capacidad de las personas para integrarse plenamente en la sociedad.

Las causas de la esquizofrenia no están totalmente esclarecidas, pero se postula que existe un componente genético muy importante, aunque la expresión de estos genes está muy influenciada por factores nutricionales, familiares y ambientales. Con respecto a la neurotransmisión, la esquizofrenia probablemente se debe a un desequilibrio en la disponibilidad normal del neurotransmisor dopamina, que se ve aumentada en ciertas áreas cerebrales y disminuida en otras. También es probable que exista un desequilibrio en otros mensajeros como la serotonina, glutamina y acetilcolina.

Tratamientos disponibles para los trastornos psicóticos

Población adulta

Tratamientos no farmacológicos

A diferencia de otras enfermedades mencionadas en este texto, los trastornos psicóticos son intrínsecamente graves, por lo que, durante sus fases agudas, exigen intervención farmacológica para garantizar la seguridad tanto del paciente como de su entorno. Según directrices internacionales, como las elaboradas por el Instituto Nacional británico para la Excelencia en la Salud y la Atención (NICE), los medicamentos son la piedra angular del tratamiento inicial. Además, un factor clave en el manejo a largo plazo es la adherencia al tratamiento farmacológico, ya que la interrupción de la medicación es el predictor más fuerte de recaídas en pacientes estabilizados. Estas recaídas no solo dificultan la recuperación inmediata, sino que cada una contribuye al empeoramiento progresivo de los síntomas, promoviendo su cronificación y, en consecuencia, incrementando el riesgo de invalidez. Por ello, los especialistas recomiendan mantener la medicación de forma sostenida para minimizar estos riesgos. Por otro lado, el carácter crónico y profundamente debilitante de estos trastornos señala que el abordaje no puede limitarse únicamente a la farmacoterapia. Las intervenciones psicoterapéuticas, sociales y educativas desempeñan un papel fundamental, no solo en la mejora de la calidad de vida del paciente, sino también para fomentar su adherencia al tratamiento médico. Estas estrategias complementarias permiten optimizar los resultados terapéuticos a largo plazo y ofrecen un enfoque integral que atiende tanto los síntomas como las necesidades psicosociales del paciente.

Tratamientos farmacológicos

Los trastornos psiquiátricos no esquizofrénicos, de agravarse con episodios psicóticos, suelen tratarse combinando antipsicóticos con medicamentos específicos para el trastorno subyacente. Pero, en la esquizofrenia, los antipsicóticos suelen usarse como única medicación principal. Estos fármacos, introducidos a mediados del siglo XX, revolucionaron la psiquiatría, pues antes de su aparición no existían tratamientos efectivos, y muchos pacientes permanecían internados de forma permanente. La clorpromazina, el primer antipsicótico, marcó un antes y un después, al permitir que numerosos pacientes abandonaran los hospitales y se trataran en consulta externa, llevando vidas más funcionales. Originalmente, esos medicamentos fueron llamados «neurolépticos», término derivado del griego, que significa efecto calmante. También se conocieron como «tranquilizantes mayores» para diferenciarlos de las medicaciones para el trastorno de ansiedad o tranquilizantes menores. Hoy se les denomina «antipsicóticos», un término que abarca distintas clases de estos medicamentos.

Los *antipsicóticos* han demostrado ser herramientas esenciales en el tratamiento de los trastornos psicóticos, hasta tal punto de ser reconocidos por la Organización Mundial de la Salud como «medicamentos esenciales». Sin embargo, la mayoría de los pacientes experimentan efectos adversos, aunque sean leves. Estas reacciones secundarias representan una de las principales causas de abandono del tratamiento, lo que a menudo provoca recaídas y complica el curso de la enfermedad. Por ello, el desafío —tanto para médicos como para pacientes— no solo radica en identificar el medicamento más adecuado para controlar los síntomas, sino también en manejar de manera eficaz sus efectos adversos.

A continuación, se describen las características de los antipsicóticos y sus posibles efectos secundarios. El objetivo de este análisis no es generar desconfianza hacia estos medicamentos de efectividad ampliamente demostrada, ni de inducir temor, sino proporcionar información útil y clara a los pacientes y sus familias, para que puedan participar de manera activa en la toma de decisiones sobre el manejo de la enfermedad, promoviendo así un mejor control de los síntomas y una mayor calidad de vida.

A la clorpromazina le siguieron otros medicamentos similares que integran el grupo de *antipsicóticos «clásicos» o de «primera generación»*[1]. Estos actúan bloqueando los receptores de dopamina D2, lo que reduce la actividad excesiva de este neurotransmisor en áreas cerebrales asociadas con los síntomas positivos de la psicosis. Este mecanismo logra una notable mejoría en manifestaciones como las alucinaciones, la agitación y los trastornos del pensamiento. Sin embargo, al no ser selectivos, estos medicamentos también afectan otros receptores involucrados en el control motor, lo que puede provocar efectos secundarios conocidos como parkinsonismo secundario, debido a su similitud con los síntomas del párkinson. Estos *posibles* efectos, que incluyen aumento de la salivación, rigidez, temblores y enlentecimiento de los movimientos, pueden resultar alarmantes si el paciente no está informado previamente sobre su existencia y que, además, suelen ser manejables con un tratamiento adecuado. Un efecto adverso en particular, las distonías agudas o contracciones musculares, son dramáticas, pero generalmente no representan peligro. Suelen aparecer en hombres jóvenes, y en comorbilidad con abuso de sustancias. El tratamiento es muy efectivo, causa alivio en

[1] Véase el Apéndice.

minutos, y consiste en la administración oral o intramuscular de medicaciones anticolinérgicas como el biperideno o antihistamínicas como la difenhidramina. Una vez superada la crisis, se puede considerar una disminución de la dosis o cambio a otro antipsicótico como estrategias alternativas.

También puede producirse acatisia, que se caracteriza por sensaciones subjetivas de inquietud motora suficientemente molestas como para afectar la adherencia al tratamiento. La primera estrategia para afrontarlo es disminuir la dosis o cambiar de antipsicótico. De no ser posible, para intentar aliviar este síntoma se han utilizado, fuera de ficha técnica, benzodiacepinas y betabloqueantes como primera y segunda línea de tratamiento, y también clonidina, antihistamínicos y anticolinérgicos.

Finalmente, la discinesia tardía puede aparecer después de un tratamiento prolongado con antipsicóticos de primera generación, pues es menos frecuente con los de la segunda. Consiste en movimientos involuntarios crónicos, generalmente en la cara, mandíbula, brazos y dedos. Interrumpir la medicación puede revertir el síntoma, aunque esto también causaría una recaída. Para tratarlo, existen los medicamentos valbenazina y deutetrabenazina, aprobados en Estados Unidos, aunque no en España, donde se utiliza la tetrabenazina, aunque con un perfil menos favorable. El monitoreo del paciente con la escala de movimientos anormales involuntarios (AIMS) es aconsejable para detectar tempranamente la discinesia tardía y optimizar su manejo.

Durante años, los antipsicóticos de primera generación dominaron el tratamiento de los trastornos psicóticos gracias a su eficacia en la reducción de los síntomas positivos mencionados anteriormente. Sin embargo, su impacto limitado sobre los síntomas negativos y cognitivos, y los efectos adversos asociados, llevaron a las compañías farmacéuticas a desarrollar otra clase de antipsicóticos, los de *segunda generación*. El primero de estos medicamentos, la clozapina, demostró ser un potente agente antipsicótico con una menor incidencia de efectos motores. Por este motivo, estos medicamentos de segunda generación[2] se consideran «atípicos» al reducirse significativamente los efectos adversos motores que caracterizaban a los clásicos. El mecanismo de acción también es el bloqueo de los receptores D2, pero además bloquean los receptores del neurotransmisor serotonina, lo que podría explicar su perfil más favorable respecto a los efectos motores.

Inicialmente, se creyó que los antipsicóticos de segunda generación ofrecían ventajas superiores, como actuar sobre síntomas negativos y causar menos efectos adversos. Se convirtieron entonces en la primera línea de tratamiento, a pesar de su costo significativamente mayor. Sin embargo, tras años de experiencia clínica y estudios se concluyó que, salvo la clozapina, no hay diferencias importantes en eficacia entre las dos generaciones. La clozapina es el antipsicótico más efectivo entre todas las clases disponibles, pero se reserva para casos refractarios debido a su riesgo de efectos adversos sanguíneos graves que requieren de monitoreo. Los efectos secundarios de los antipsicóticos de segunda generación son algo distintos de los clásicos, aunque no menos preocupantes. Por ejemplo, el aumento del apetito eleva el riesgo de desarrollar el «síndrome metabólico», que incluye obesidad abdominal, hipertensión y resistencia a la insulina, incrementando la probabilidad de diabetes y enfermedades cardiovasculares. Para disminuir el riesgo, es crucial apoyar al paciente para que tome medidas preventivas,

---

[2] Véase el Apéndice.

como el aumento de ejercicio y cambios en la dieta. También se aconsejan el monitoreo regular del peso, de la circunferencia abdominal, de los niveles de glucosa en sangre, de los lípidos y de la presión arterial.

Un efecto adverso muy infrecuente, observado en ambas generaciones, es el síndrome neuroléptico maligno. Es una complicación muy grave, con una mortalidad que asciende al 10-20 %. Ocasiona aumento de la temperatura, rigidez, alteración del estado mental, elevación en el test de la creatinina cinasa, hipertensión, sudoración e incontinencia. El tratamiento consiste en la interrupción inmediata del antipsicótico e ingreso en la unidad de cuidados intensivos.

Los antipsicóticos de primera generación pueden elevar los niveles de prolactina, una hormona clave en la lactancia. Esto provoca efectos secundarios como *galactorrea* (secreción de leche), *ginecomastia* (crecimiento anormal de las mamas en hombres) y *alteraciones en el ciclo menstrual*. En contraste, los antipsicóticos de segunda generación, como el aripiprazol, rara vez generan este efecto e incluso pueden reducir los niveles de prolactina. Una estrategia para abordar este efecto adverso es *añadir aripiprazol* al tratamiento o *sustituir el antipsicótico de primera generación* por uno de segunda generación.

Ambas clases de antipsicóticos pueden desencadenar efectos adversos adicionales como sequedad de boca, estreñimiento, disminución de la presión arterial, cansancio y retención urinaria. Pero, dado que la efectividad de todos los antipsicóticos es similar, la selección de un medicamento generalmente se basa en elegir aquel que, en caso de producir efectos secundarios, presente un perfil que sea más adecuado para un paciente en particular. La decisión se basa en ciertos principios generales, que se ajustará después al caso particular de un paciente en concreto. Se recomienda usar los antipsicóticos solo cuando sea absolutamente necesario, continuar el tratamiento únicamente si se observa una mejoría clínica y, si el antipsicótico no muestra beneficios, aumentar la dosis hasta que aparezcan efectos adversos o cambiar a otro antipsicótico; si hay mejoría, pero aparecen efectos indeseados, coadministrar otro medicamento que mitigue dichos efectos secundarios.

Pero es habitual que los pacientes abandonen el tratamiento, lo que a menudo resulta en una recaída de la enfermedad y sus consecuencias previamente mencionadas. Con los antipsicóticos administrados por vía oral, detectar a tiempo la falta de adherencia depende de que el paciente informe su abandono, algo que frecuentemente se oculta. En muchos casos, la única señal evidente, aunque tardía, es una recaída. Para pacientes con mayor riesgo de abandono, una estrategia recomendada es el uso de formulaciones inyectables de larga duración[3]. Estas inyecciones liberan el medicamento de forma gradual, prolongando su efecto y eliminando la necesidad de tomarlo diariamente. Además, con los inyectables, es más fácil sospechar un abandono del tratamiento si el paciente no asiste a la cita programada para su readministración.

A pesar de las múltiples ventajas de esta forma farmacéutica, su uso sigue siendo menos frecuente de lo esperado debido a barreras culturales y a la falta de información que dificultan su adopción generalizada. Cabe destacar que las inyecciones de larga duración son diferentes de las utilizadas en emergencias o contextos hospitalarios para tratar casos de agitación o episodios agresivos. Mientras estas últimas están diseñadas para una acción rápida mediante una formulación soluble, las de larga duración se administran

---

[3] Véase el Apéndice.

por vía intramuscular en consultorios externos y están destinadas a pacientes estables.

Finalmente, en septiembre de 2024, la FDA aprobó la xanomelina, un antipsicótico que representa el primer avance en varias décadas con un mecanismo de acción completamente nuevo. A diferencia de los antipsicóticos tradicionales que bloquean los receptores dopaminérgicos, la nueva opción actúa activando los receptores del neurotransmisor acetilcolina. Este mecanismo parece no solo mejorar los síntomas positivos de la esquizofrenia, como las alucinaciones y delirios, sino también ofrecer eficacia sobre los síntomas negativos y cognitivos, áreas en las que los tratamientos actuales presentan limitaciones. Aunque las expectativas de la comunidad científica son altas, debido a su reciente comercialización todavía no ha sido tratado en un gran número de pacientes, lo que impulsa una postura cautelosa respecto a su seguridad y eficacia comparativa. Por el momento, la xanomelina no está disponible en España.

Población infantil y juvenil

En Estados Unidos, la FDA aprobó varios antipsicóticos para su uso en la población infantil y juvenil, destacando aripiprazol desde los 6 años y risperidona desde los 5 para tratar la irritabilidad en el trastorno del espectro autista. Además, aripiprazol, asenapina, quetiapina y risperidona desde los 10 años y olanzapina desde los 14 están aprobados para el tratamiento del trastorno bipolar. Para la esquizofrenia, se pueden utilizar todos los anteriores desde los 13 años, y la paliperidona desde los 12. También están autorizados la clorpromazina desde los 12 meses para psicosis y trastornos de conducta; la loxapina y perfenazina desde los

12 años, y la trifluoperazina desde los 6 años para la esquizofrenia.

En España, según Fernando Dualde Beltrán, catedrático de la Universidad de Valencia, la Agencia Española de Medicamentos y Productos Sanitarios aprobó los siguientes antipsicóticos: aripiprazol para la esquizofrenia a partir de los 15 años; risperidona para la agresión persistente en niños de 5 años en adelante y adolescentes con un funcionamiento intelectual por debajo de la media; pimozida para psicosis agudas y crónicas y trastornos de ansiedad en mayores de 3 años; clorpromazina para la esquizofrenia, psicosis agudas, crisis maníacas, accesos delirantes y síndromes confusionales desde los 12 meses; haloperidol para esquizofrenia a partir de los 13 años, y con agresión a partir de los 6, y síndrome de Tourette a partir de los 10 años; y clozapina para esquizofrenia resistente en mayores de 16 años.

Según el Departament de Salut de la Generalitat de Catalunya, en España y en otros países se ha detectado un notable aumento en la prescripción de antipsicóticos a jóvenes. Este incremento es motivo de preocupación debido a la mayor vulnerabilidad de los menores a ciertos efectos adversos, especialmente el aumento de peso, que eleva significativamente el riesgo de desarrollar *diabetes*. Para minimizar los riesgos, se recomienda utilizar antipsicóticos solo cuando otras intervenciones han demostrado ser ineficaces. Si su uso resulta indispensable, es fundamental realizar un seguimiento estrecho del peso y de los factores metabólicos mencionados anteriormente e implementar medidas preventivas como la adopción de *hábitos de vida saludables*.

Aun cuando se opte por incorporar medicación al régimen de tratamiento, es esencial considerar otros cambios en la vida del joven. Los síntomas de los trastornos psicóticos interfieren en el aprendizaje, pero los gabinetes de orientación psicopedagógica en los centros educativos generalmente no tienen la capacidad de manejar síntomas psiquiátricos graves. Por ello, es recomendable evaluar la posibilidad de que el paciente continúe su escolarización en colegios especializados que también ofrezcan acceso a consulta psiquiátrica infantil y juvenil. Si estos recursos no mejoran el tratamiento, en algunos casos puede ser necesario el ingreso en una institución, especialmente si el paciente ha mostrado comportamientos violentos hacia sus padres o su familia, hacia sí mismo o su entorno.

Población mayor

Las personas con alzhéimer enfrentan no solo deterioros cognitivos progresivos, sino también trastornos conductuales y psicosis, especialmente en fases avanzadas. Los antipsicóticos han sido comúnmente utilizados para controlar síntomas como agresividad y agitación bajo la presunción de que eran seguros para esta población. Sin embargo, otras investigaciones han demostrado que estos medicamentos aumentan el riesgo de mortalidad en personas mayores, principalmente debido a efectos cardiovasculares adversos. Como consecuencia, la FDA en Estados Unidos emitió advertencias específicas contra su uso para tratar la agitación en la tercera edad, salvo en el caso del brexpiprazol, que fue aprobado específicamente para este propósito. En España, la Agencia Española de Medicamentos y Productos Sanitarios no aprobó el brexpiprazol para este uso, aunque sí autorizó la risperidona para pacientes mayores de 75 años con demencia. A pesar de estas restricciones, el uso de antipsicóticos sigue siendo frecuente. Esto se debe, en gran medida, a la falta de personal capacitado para implementar enfoques psicosociales, considerados como el tratamiento de primera línea para trastornos conductuales en la demencia. La insuficiencia de recursos y formación en estas técnicas lleva a los médicos a optar por la prescripción de antipsicóticos como una solución disponible, aunque no exenta de riesgos.

UN PSICÓLOGO CLÍNICO Y UN PSIQUIATRA DIALOGAN SOBRE LOS TRASTORNOS PSICÓTICOS

DR. URRA: Estimado doctor Kaplan, le propongo que conversemos sobre estrategias generales de tratamiento tomando como base lo expuesto anteriormente y nuestra experiencia clínica. Después, que apliquemos estas pautas a casos clínicos de adultos y menores de edad, sin mencionar información que pueda comprometer la privacidad de las personas, pero que representan situaciones clínicas típicas en la práctica diaria. Comencemos por analizar las opciones disponibles. ¿Cuál podría considerarse el mejor antipsicótico?

DR. KAPLAN: Independientemente de los esfuerzos de las compañías farmacéuticas en alabar las condiciones únicas de su producto, ningún estudio sólido ha demostrado la superioridad de un antipsicótico frente a otro, quizás con la excepción de la clozapina. Es aceptado por la psiquiatría académica y la mayoría de los clínicos que la clozapina es más efectiva en la esquizofrenia, particularmente la refractaria, y en Estados Unidos es la única medicación aprobada para el tratamiento del comportamiento suicida en personas con esquizofrenia. No se ha utilizado ampliamente por el riesgo de efectos adversos sanguíneos, aunque muchos mantienen que estos riesgos han sido sobreestimados. Hay grandes expectativas por la recientemente aprobada xanomelina, como se menciona anteriormente.

DR. URRA: ¿Cómo se determina cuál es el antipsicótico más adecuado para el paciente?

DR. KAPLAN: Como hemos comentado en otros capítulos, el abordaje farmacológico se compone tanto de ciencia como de arte, y los antipsicóticos son un excelente ejemplo. Dejando de lado la clozapina, cuya indicación principal es para casos refractarios, no existen algoritmos universalmente aceptados para la selección de un antipsicótico. Los factores principales en la elección son el estado de salud general del paciente, edad y sexo, historia de fracaso/éxito con medicaciones previas, preferencia del médico/paciente y grado de adherencia previa al tratamiento. Por ejemplo, si un paciente ya demuestra factores de riesgo para diabetes o enfermedad cardiovascular, se prefiere un antipsicótico con menos riesgo de aumento de peso, es decir, uno de primera generación, o aripiprazol, lurasidona o asenapina entre los de segunda generación, con menor efecto sobre el apetito. Se prefiere evitar los de primera generación en los hombres jóvenes o aquellos que sufran de abuso de sustancias, ya que los efectos adversos motores son más frecuentes en ellos. Estas estrategias se aplican a la selección de un agente para un primer episodio de enfermedad. Si el episodio es una recaída y el paciente tuvo una buena respuesta con un agente previo, generalmente se prefiere este, aunque vaya en contra de dichas estrategias. Con respecto a la adherencia previa al tratamiento, si el paciente ha tenido muchas recaídas a consecuencia de abandonar el tratamiento, se ofrece un inyectable de larga duración.

DR. URRA: Entonces, ¿son mejores ciertos antipsicóticos que otros?

DR. KAPLAN: Las conclusiones más recientes son que, en cuestiones de eficacia, no hay diferencia entre ellos. La diferencia más significativa está en su perfil de seguridad.

DR. URRA: ¿Cómo se procede ante la falta de progreso terapéutico?

DR. KAPLAN: La estrategia varía si se trata de un periodo agudo donde los síntomas positivos son más prominentes o de uno crónico donde cobran más significancia los síntomas negativos y cognoscitivos. Durante periodos agudos, si la gravedad permite esperar y no se requieren medidas bruscas, pero no hay mejoría en cuatro semanas, se recomienda cambiar de medicación, siempre que se haya confirmado la adherencia del paciente al tratamiento. Por ejemplo, el primer cambio puede ser dentro de la clase de los de primera generación. De no funcionar el cambio, se progresa con uno de segunda generación. Tras un tercer cambio sin mejoría, se considera el uso de la clozapina. Si el paciente fuera intolerante a la clozapina, se pueden combinar dos antipsicóticos de clases diferentes, aunque esto conlleva mayores riesgos de efectos adversos. En los periodos crónicos, la falta de mejoría es generalmente debida a los síntomas de invalidez que impiden la participación del paciente en la sociedad. Hasta el momento, no existen tratamientos eficaces aprobados específicamente para los síntomas negativos. Aunque la xanomelina ha generado grandes expectativas, tampoco cuenta con una aprobación específica. Tradicionalmente, se intenta mejorar la apatía y la depresión combinando el antipsicótico con un antidepresivo[4] o estabilizador del ánimo[5], y maximizando técnicas psicosociales para aumentar la motivación. Es importante destacar que la esquizofrenia tiene un alto riesgo de suicidio, por lo que el uso de clozapina también está indicado en estos casos por su efecto favorable sobre las conductas suicidas.

---

[4] Véase el capítulo 6, «Trastorno depresivo».

[5] Véase el capítulo 8, «Trastorno bipolar».

DR. URRA: Veamos cómo se aplican estas estrategias en la práctica siguiendo algunos ejemplos clínicos. Comencemos con Roberto, a quien presentábamos al comienzo del capítulo. ¿Cómo se aborda un primer episodio de esquizofrenia?

DR. KAPLAN: Una vez establecido el diagnóstico de esquizofrenia, la primera meta es controlar la psicosis de manera rápida con una medicación que sea lo mejor tolerada posible. La selección de la medicación se efectúa siguiendo los parámetros mencionados anteriormente. Independientemente del antipsicótico seleccionado, la mayoría de los pacientes se recuperan satisfactoriamente del primer episodio, pero también suelen sufrir recaídas con el paso del tiempo. Aunque los tratamientos disponibles hasta ahora no han logrado evitar el deterioro inexorable que supone la enfermedad, se propone que la adherencia al tratamiento es el arma más efectiva para conservar la calidad de vida y demorar el declive. Por ello, los primeros pasos tras el diagnóstico son cruciales para mejorar el pronóstico. Por lo general, la mayoría de los psiquiatras coinciden en que hay que mantener la medicación durante 12-24 meses después del primer episodio, pero las opiniones varían ampliamente debido a la falta de estudios que confirmen la duración óptima del tratamiento.

DR. URRA: Además, la medicación debe ir acompañada de un sólido apoyo psicosocial debido a la naturaleza crónica de la enfermedad, incluyendo intervenciones como terapias cognitivas conductuales y psicoterapia familiar. Nos encontramos ante la realidad de un joven que descubre que padece una enfermedad crónica que podría limitar la realización de sus sueños. El psiquiatra tiene el desafío de proporcionar apoyo con compasión, sinceridad y una profunda empatía, manteniendo una actitud positiva respaldada por conocimientos científicos actualizados.

DR. KAPLAN: Conocer las diferentes clases de medicación y colaborar estrechamente con su psiquiatra empodera a un paciente que puede sentirse desmoralizado por las circunstancias a las que se enfrenta, ya que le permite recuperar el control, al menos sobre un aspecto fundamental de su tratamiento. Roberto hace buen equipo con su psiquiatra, que recomienda el uso de risperidona. Con esta medicación, que tolera bien, logra la estabilidad necesaria para ingresar en la universidad, mientras gestiona los efectos adversos mediante una reducción en la dosis, dada su buena evolución clínica. La terapia y rehabilitación concomitantes lo ayudan a elegir una carrera corta de aplicación práctica inmediata, para poder insertarse en el mercado laboral lo antes posible. Después de quince meses de tratamiento, decide, junto con su médico, suspender la medicación, comprometiéndose a continuar con psicoterapia y controles trimestrales, iniciando así la larga y desafiante tarea de gestionar de la mejor manera posible una enfermedad crónica y grave.

DR. URRA: Pero conversemos ahora sobre un paciente que sufre de esquizofrenia avanzada:

> Luis, un hombre de 45 años, ha vivido en una residencia desde los 30, habiendo sido diagnosticado con esquizofrenia a los 22 años. Recibió tratamiento con múltiples antipsicóticos y, aunque inicialmente mostraba mejoría mientras continuaba con la medicación, tendía a abandonarla, lo que provocaba recaídas constantes. Unos meses de prueba con clozapina tampoco lograron modificar el patrón de abandono. Con sus padres envejeciendo, ingresó en una residencia para garantizar los cuidados adecuados. Sin embargo, debido a las frecuentes recaídas, la residencia, donde en periodos de estabilidad se siente muy a gusto, ha amenazado con darle de alta.

DR. URRA: Los síntomas de Luis responden a los antipsicóticos orales, pero como los deja de tomar, sufre recaídas. Los inyectables de acción prolongada, el mejor abordaje, muchas veces son rechazados por el paciente y su familia. Como primera medida es fundamental establecer una sólida alianza terapéutica con Luis, hablando francamente sobre el fracaso del tratamiento hasta el momento. Una buena técnica para fortalecer la alianza es enfocarse en una meta que él valore, como evitar los reingresos. El mejor momento para hablar del tema es durante la hospitalización, cuando el cuadro clínico del paciente está estabilizado, ya que los periodos de síntomas graves, como delirios de persecución, dificultan desarrollar confianza en el clínico. En este enfoque, sin culpabilizar al paciente por sus recaídas, se destacan las desventajas de regresar al hospital frecuentemente, algo que la mayoría desea evitar. Una vez definida la meta común de prevenir hospitalizaciones, se presenta el inyectable de larga duración como la alternativa más eficaz, enumerando beneficios adicionales como la comodidad de no tomar medicación diaria y reducir la frecuencia de visitas al psiquiatra, con algunas formulaciones que duran hasta 90 días. También se aborda abiertamente el miedo al «pinchazo», contrastándolo con la experiencia positiva registrada en la mayoría de los pacientes.

DR. KAPLAN: ¿Que pasó entonces con Luis?

DR. URRA: El paciente aceptó probar la formulación inyectable, lo que redujo significativamente la frecuencia de recaídas y le permitió continuar en la residencia. Se ralentizó el avance de la enfermedad y, con la estabilidad adquirida, pudo participar en grupos de terapia ocupacional, lo cual mejoró su calidad de vida. Pero, doctor Kaplan, cuéntenos acerca del abordaje de un caso de trastorno psicótico que no sea la esquizofrenia.

DR. KAPLAN: Como mencionamos anteriormente, la psicosis puede manifestarse como una complicación en otros trastornos, intensificando la gravedad de la enfermedad sin ser el cuadro principal:

> Sofía, de 50 años, experimentó numerosos episodios de trastorno depresivo hasta los 30, momento en el que logró estabilidad gracias a una combinación de sertralina diaria, prescrita por su médico de familia, y terapia cognitiva conductual, utilizada en momentos de crisis para prevenir un empeoramiento. Sin embargo, tras enfrentarse a un proceso de divorcio complejo, su depresión se agudizó. Sofía comenzó a faltar al trabajo con frecuencia, se sentía una carga para sus hijos adolescentes debido a que no podía ocuparse de las responsabilidades domésticas y presentó una notable disminución del apetito y el sueño. La situación se tornó alarmante cuando confesó a su terapeuta que escuchaba la voz de un exnovio fallecido, que le instaba a quitarse la vida para reunirse con él. Aunque Sofía no tenía miedo de esa voz y encontraba tentadora la solución, declaró que no se quitaría la vida porque sabía que esto dañaría irreparablemente a sus hijos. Pero aclaró que tal vez no haría falta el suicidio, porque estaba convencida de que partes de su cuerpo habían desaparecido. La presencia de alucinaciones y delirios indicó un severo agravamiento del cuadro, diagnosticándose un trastorno depresivo con características psicóticas.

DR. KAPLAN: Ante este escenario, que incrementa significativamente los riesgos asociados a la enfermedad, su terapeuta le recomendó consultar a un psiquiatra. Este último prescribió olanzapina, un antipsicótico de segunda generación, conjuntamente con la sertralina. En el caso de Sofía, la sedación que suele producir la olanzapina fue beneficiosa, ayudando a calmar su agitación diurna y facilitando el sueño nocturno. Después de dos semanas de tratamiento, Sofía experimentó una mejoría notable. Continuó con la medicación hasta alcanzar una mayor estabilidad en su situación familiar. Meses más tarde, pudo mantener su mejoría únicamente con sertralina y sesiones de terapia ocasionales.

8

TRASTORNO BIPOLAR

Marcelo, de 22 años, era el orgullo de su familia. Desde pequeño, su curiosidad por la ciencia y su inteligencia destacaban entre sus compañeros. Apasionado y estudioso, pasaba largas horas leyendo libros científicos, incluso hasta altas horas de la noche. Gracias a su dedicación y excelentes calificaciones, consiguió ingresar en una de las universidades más prestigiosas de Madrid para estudiar biología. Su familia echó de menos su amabilidad, buen humor y cortesía. Por fortuna, su tía materna aceptó hospedarlo durante sus estudios en la ciudad. Con el tiempo, sus padres notaron cambios en su comportamiento. Marcelo dejó de comunicarse con ellos con la misma frecuencia y calidez. Cuando le preguntaban, respondía con brusquedad, alegando estar ocupado en un proyecto importante. Aunque sorprendidos por su actitud poco habitual, atribuyeron su distancia al estrés académico y dejaron de insistir, limitándose a enviarle mensajes a los que él contestaba de manera breve y esporádica. Más recientemente, la tía, preocupada, contactó con los padres para informarles de que Marcelo apenas dormía, parecía hablar solo y salía de su habitación únicamente para comer rápidamente antes de volver a encerrarse. Aunque esto inquietó a sus padres, pensaron que podría estar preparándose para un examen o conversando con amigos por teléfono. La situación tomó un giro drástico cuando comenzaron a recibir mensajes extensos y desconcertantes en los que Marcelo afirmaba haber descubierto la cura para el cáncer, con la ayuda del Premio Nobel, el doctor Ramón y Cajal, que supuestamente le hablaba desde el más allá. Alarmados, al contactarlo, Marcelo respondía de manera acelerada e incoherente, se reía sin motivo y, cuando intentaron ponerle en entredicho, se enfadó, los insultó y colgó el teléfono. Cuando el servicio de emergencias llegó a la casa, lo encontraron aún más agitado y tuvieron que administrarle un sedante para trasladarlo al hospital. Allí fue ingresado con el diagnóstico de una fase maníaca de trastorno bipolar.

El trastorno bipolar, también conocido como enfermedad maniacodepresiva, es una alteración del estado de ánimo. Se denomina «bipolar» porque los pacientes alternan entre dos «polos» que van de un extremo, la elevación del estado de ánimo conocida como manía e hipomanía, a otro que sería la depresión. La manía se caracteriza por irritabilidad o euforia acompañadas de un aumento anormal del grado de actividad hasta el punto de poner en peligro la integridad física, moral y económica/laboral del paciente, de una gravedad tal que requiere ingreso hospitalario. La hipomanía consiste en síntomas similares que, si bien interfieren en el funcionamiento, son de seriedad menor y no requieren hospitalización. En ambos casos, los síntomas de elevación del ánimo incluyen aumento de la autoestima, disminución del sueño, locuacidad, hiperactividad sexual inapropiada, actividades que denotan disminución del juicio, como inversiones financieras imprudentes y gastos desenfrenados, falta de concentración, problemas sociales y laborales y, en los casos más graves, psicosis. Además, el trastorno bipolar es una de las condiciones psiquiátricas con mayor riesgo de suicidio. El *Manual Diagnóstico y Estadístico de los Trastornos Mentales* de la American Psychiatric Association lo subclasifica en trastorno bipolar I, que consiste en periodos de *manía* y depresión, y trastorno bipolar II, que alterna periodos de *hipomanía* y depresión. Otras variantes incluyen episodios mixtos, con síntomas de depresión y manía, y un trastorno menos severo llamado ciclotímico. A pesar de que los pacientes pueden lograr una estabilidad entre un episodio y otro, una gran proporción de pacientes sigue experimentando síntomas residuales, ocasionando altos costes sociales por invalidez y cronicidad. En España, según el Ministerio de Sanidad, la prevalencia se estima en un 0,7 %, mientras que, en Estados Unidos, el National Institute of Mental Health-NIMH informa que afecta al 2,8 % de la población.

Las causas del trastorno bipolar aún no están completamente esclarecidas, aunque se acepta que, como en otros trastornos psiquiátricos, intervienen disfunciones en diversos sistemas neurobiológicos. Principalmente, se observa un desequilibrio en neurotransmisores como el glutamato, la dopamina, la serotonina y la noradrenalina. Además, se han identificado alteraciones hormonales vinculadas a los mecanismos de respuesta al estrés y a funciones metabólicas relevantes. En el plano genético, múltiples genes parecen estar relacionados con la enfermedad, lo que explica el alto componente familiar observado en pacientes con antecedentes de trastorno bipolar. Por último, los factores ambientales también desempeñarían un papel importante. Por ejemplo, el abuso de sustancias como la cocaína puede desencadenar episodios maníacos clínicamente similares al trastorno bipolar.

Más adelante veremos qué enfoques de tratamiento se encuentran disponibles para ayudar tanto a Marcelo como a otros pacientes.

El proceso diagnóstico

Para diagnosticar el trastorno bipolar es necesario que el paciente haya experimentado tanto episodios de manía o hipomanía como síntomas de depresión en algún momento de su vida, reflejando la naturaleza bipolar del trastorno. Al igual que en el trastorno depresivo, al que también se lo conoce como «unipolar», no existen pruebas biológicas definitivas para confirmar el diagnóstico del trastorno bipolar. Por ello, el proceso diagnóstico requiere de entrevistas psiquiátricas detalladas que abarquen la historia individual, familiar y médica del paciente.

El diagnóstico preciso del trastorno bipolar implica diversos retos. Por ejemplo, en episodios maníacos, los síntomas pueden ser similares y confundirse con los de la esquizofrenia, intoxicaciones por abuso de sustancias o incluso lesiones craneales. Sin embargo, el mayor desafío se encuentra en diferenciar la fase depresiva del trastorno bipolar del trastorno depresivo unipolar, ya que ambos comparten presentaciones clínicas similares durante los periodos de depresión. Tampoco ayuda que, en muchos casos, el primer episodio del trastorno bipolar sea de naturaleza depresiva, aumentando el potencial para un diagnóstico equívoco. La precisión diagnóstica, sin embargo, es importante, ya que los enfoques terapéuticos y el pronóstico difieren significativamente entre ambas patologías[1]. La ausencia de una prueba biológica que permita diferenciarlos con certeza hace que los médicos se apoyen en ciertos indicios que podrían sugerir que un episodio depresivo forma parte de un ciclo bipolar. Estos indicios incluyen antecedentes familiares de trastorno bipolar, un inicio abrupto de los síntomas, episodios depresivos de corta duración, pero frecuentes, la coexistencia de síntomas mixtos (depresión y manía) y la presencia de síntomas psicóticos. Sin embargo, es importante resaltar que ninguno de estos factores es determinante por sí solo, por lo que el diagnóstico suele requerir un enfoque clínico cuidadoso y multidimensional.

TRATAMIENTOS DISPONIBLES PARA EL TRASTORNO BIPOLAR

Población adulta

Tratamientos no farmacológicos

El tratamiento del trastorno bipolar durante la fase maníaca se centra en estabilizar el ánimo, reducir la agitación y el riesgo de suicidio, así como fomentar la cooperación del paciente. En la fase aguda, donde los síntomas suelen ser severos, el tratamiento farmacológico es la primera línea a seguir debido a su capacidad de proporcionar resultados rápidos y de ser administrado incluso cuando el paciente no está en condiciones de colaborar plenamente. Durante las fases estables, el tratamiento debe ser multimodal, combinando medicamentos con enfoques psicoeducativos y tera-

[1] Véase el capítulo 6, «Trastorno depresivo».

pias cognitivas conductuales. Estas estrategias no farmacológicas son fundamentales para mejorar la adhesión al tratamiento, fomentar cambios en el estilo de vida que se alineen con la naturaleza crónica de la enfermedad, identificar tempranamente signos de descompensación y abordar problemas interpersonales. Sin embargo, un desafío frecuente es la falta de adhesión al tratamiento durante episodios maníacos o hipomaníacos, ya que los pacientes suelen sentirse «mejor que bien» debido a la euforia patológica y cuestionan la necesidad de tratamiento. En casos refractarios al tratamiento farmacológico o donde el riesgo de suicidio y la agitación son predominantes, la terapia electroconvulsiva es una opción no farmacológica muy efectiva, que consiste en la aplicación de corrientes eléctricas al cerebro bajo anestesia controlada[2].

Tratamientos farmacológicos

Como se detallará más adelante, la selección de la medicación se basa en el estadio clínico del paciente, es decir, si se encuentra en fase maníaca, fase depresiva o fase estable. La presencia de agitación y/o psicosis también condiciona la selección de los agentes farmacológicos, privilegiándose una combinación de medicamentos sobre la monoterapia para aumentar la rapidez y efectividad del tratamiento. Si bien la esquizofrenia y el trastorno bipolar tienen pronósticos muy distintos, las medicaciones utilizadas son similares y presentan efectos adversos que, en el mejor de los casos, son leves. En consecuencia, muchos pacientes las abandonan. La falta de tratamiento, sin embargo, puede ser significativamente

[2] Véase el capítulo 4, «Terapias no farmacológicas».

más perjudicial que dichos efectos, ya que la progresión descontrolada de estas enfermedades conlleva consecuencias graves y debilitantes. Es esencial encontrar un equilibrio entre el control de los síntomas y la tolerancia a los efectos secundarios, priorizando la continuidad del tratamiento para evitar recaídas y mejorar los resultados a largo alcance.

El paciente que tiene este libro en sus manos ya ha dado un paso importante al informarse sobre las indicaciones, dosis y posibles efectos adversos de la medicación, además de comprender expectativas realistas de mejora. Esto le permite establecer un diálogo más productivo con su médico para definir juntos el mejor camino a seguir, adaptado a sus necesidades y preferencias. El tratamiento más efectivo es aquel que el paciente puede aceptar y seguir de forma consistente, ya que el abandono terapéutico es una de las principales causas de falta de progreso.

A continuación, se presentan las características de los fármacos utilizados en las fases maníaca y depresiva del trastorno bipolar. El análisis de sus posibles efectos secundarios no busca generar desconfianza ni temor, sino proporcionar información clara y útil sobre medicamentos cuya efectividad está ampliamente demostrada. De este modo, los pacientes y sus familias pueden participar activamente en la toma de decisiones sobre el tratamiento, favoreciendo un mejor control de los síntomas y una mayor calidad de vida:

Fase maníaca. Existen varias clases de medicamentos utilizados en esta fase. Entre los más comunes se encuentran los estabilizadores del ánimo, los antipsicóticos y las benzodiacepinas. Los estabilizadores del ánimo incluyen el litio y los *agentes anticonvulsionantes*. Se pueden utilizar como terapia única o en combinación con otros fármacos, dependiendo del estadio clínico del paciente. El mecanismo de acción es objeto de continuo estudio y no se conoce con certeza, pero se sostiene que, directa o indirectamente, mejoran la transmisión glutaminérgica, promueven la creación de nuevas células cerebrales y normalizan la función de las conexiones entre el cerebro y ciertas glándulas, funciones todas ellas aparentemente alteradas en el trastorno bipolar. El inicio de los efectos terapéuticos de los estabilizadores puede tardar varias semanas.

El *litio* es uno de los psicofármacos más antiguos disponibles, utilizado desde 1949, cuando el doctor John Cade comenzó a aplicarlo en Australia. Su eficacia lo consolidó rápidamente como el tratamiento de primera línea para el trastorno bipolar y, actualmente, está aprobado para todas sus fases. Además, aunque no tiene aprobación específica, se considera que podría mejorar el comportamiento suicida. A pesar de sus beneficios, su uso ha disminuido en los últimos años debido a varios desafíos. Uno de los principales es la dificultad para determinar la dosis efectiva, lo que requiere monitoreo constante mediante análisis sanguíneos. El litio solo es eficaz si sus niveles de concentración en sangre se mantienen dentro de un rango terapéutico estrecho. Si estos niveles no se alcanzan, el tratamiento no será plenamente eficaz; si se exceden, pueden aparecer efectos adversos. Los efectos secundarios asociados al litio varían en gravedad. Entre los más leves están las náuseas, vómitos y temblores, mientras que los más graves incluyen convulsiones, coma e incluso la muerte. Los síntomas severos pueden desarrollarse rápidamente, por lo que cualquier signo de toxicidad requiere atención inmediata. Además, el litio puede causar problemas tiroideos y renales, lo que hace necesario monitorear la función de estos órganos. La dosis requerida para obtener una respuesta terapéutica varía considerablemente entre los pacientes, oscilando entre 600 mg y 1800 mg diarios. Si se instruye al paciente sobre los síntomas iniciales de toxicidad, se monitorea la concentración sanguínea periódicamente y se chequea la función de ciertos órganos, estas medidas preventivas hacen que el litio pueda administrarse de manera segura.

El descubrimiento de que los medicamentos utilizados para tratar la epilepsia (*anticonvulsivos*) también pueden mejorar los síntomas del trastorno bipolar llevó al estudio de estos fármacos con dicho propósito. Actualmente, tres de ellos están aprobados para esta indicación. El valproato de sodio ha demostrado eficacia comparable al litio para controlar episodios maníacos. Su efectividad clínica también está relacionada con la concentración sanguínea, que se alcanza con dosis entre 750 mg y 2000 mg, pero debe ser monitoreada. Aunque superar el rango máximo aconsejado de la concentración supone menos riesgos que el litio, el seguimiento sigue siendo esencial. Debido a la posibilidad de malformaciones congénitas, se recomienda que los pacientes en edad fértil utilicen métodos anticonceptivos durante el tratamiento. Otros riesgos graves incluyen la posibilidad de pancreatitis y poliquistosis ovárica.

La carbamazepina está aprobada para tratar la fase maníaca y prevenir recaídas, con dosis entre 400 mg y 1200 mg diarios que logran concentraciones terapéuticas en sangre. Aunque su perfil de seguridad es adecuado, existen tres riesgos graves a considerar: la posibilidad de alteraciones sanguíneas graves requiere monitoreo hematológico periódico; el síndrome de Stevens-Johnson es una reacción cutánea severa, más común en pacientes asiáticos con la variante genética HLA-B, por lo que se recomienda investigar esta variante antes de iniciar el tratamiento; finalmente, también se debe considerar el riesgo de malformaciones congénitas en pacientes embarazadas. La lamotrigina, aunque está aprobada únicamente para prevenir episodios depresivos en el trastorno bipolar (no para tratar la fase maníaca), se incluye entre los anticonvulsivos utilizados. Las dosis usuales son de 50 a 200 mg diarios, comenzando con 25 mg e incrementándolas lentamente para minimizar efectos adversos. Los riesgos graves, aunque poco frecuentes, incluyen el síndrome de Stevens-Johnson y malformaciones congénitas.

Todos los anticonvulsivos son altamente tóxicos en sobredosis. Sin embargo, los efectos adversos más comunes en dosis usuales generalmente pueden gestionarse adecuadamente.

EFECTOS ADVERSOS COMUNES DE LOS ANTICONVULSIVOS

Valproato de sodio
Caída de pelo
Irritación gástrica, náusea
Poliquistosis ovárica
Aumento del apetito, aumento de peso
Elevación benigna de las enzimas hepáticas
Temblor

Lamotrigina
Prurito
Náusea, vómito, diarrea
Vértigos
Cefalea
Alteración del sueño,
Agitación

Carbamazepina
Rash cutáneo benigno, urticaria
Leucopenia benigna
Supresión tiroidea
Hiponatremia
Vértigo, ataxia, diplopía, sedación, temblor

Los episodios maníacos representan una emergencia médica debido al elevado riesgo de suicidio, violencia y agitación que presentan muchos pacientes. En estos casos, los *antipsicóticos*[3] ofrecen el alivio más rápido entre todos los fármacos disponibles. En España, los aprobados para el tratamiento del trastorno bipolar incluyen: haloperidol, clorpromazina, asenapina, quetiapina, olanzapina, risperidona, aripiprazol, ziprasidona y paliperidona. En Estados Unidos, también se encuentran aprobadas la cariprazina y la lumateperona. Las dosis utilizadas son las recomendadas para estados psicóticos graves, con una reducción progresiva a dosis más bajas durante las fases estables. Estos medicamentos son especialmente útiles en entornos hospitalarios, donde se priorizan los que tienen un inicio de acción más rápido. En general, con antipsicóticos, la agitación maníaca responde dentro de la primera semana de tratamiento.

Las *benzodiacepinas*[4] no están específicamente aprobadas para el trastorno bipolar, pero son de uso frecuente, fuera de ficha técnica, en estados de agitación maníaca por su propiedad sedante. Particularmente, en el ambiente hospitalario, se suele combinar un antipsicótico con una benzodiacepina a dosis altas por vía intramuscular, hasta lograr una disminución de la agitación. Tras el alta hospitalaria, la mayoría de los pacientes generalmente no necesitan de las benzodiacepinas, pero algunos continúan con el tratamiento.

Fase depresiva. Hay varios fármacos para tratar la fase depresiva del trastorno bipolar. Entre los más comunes se encuentran los antipsicóticos, los anticonvulsivos y los antidepresivos.

---

[3] Véase el capítulo 7, «Trastornos psicóticos».

[4] Véase el capítulo 10, «Trastornos de ansiedad».

Los *antipsicóticos* aprobados en Estados Unidos para tratar la fase depresiva incluyen: asenapina, cariprazina, lurasidona, quetiapina, risperidona, ziprasidona y lumateperona, esta última no disponible en España, donde solo la quetiapina tiene la indicación específica para tratar la fase depresiva; los demás se utilizan «fuera de ficha».

Ente los *anticonvulsivos*, la lamotrigina está aprobada para la *prevención* de la fase depresiva, pero no para su tratamiento una vez declarada.

Los *antidepresivos*[5] están aprobados para tratar el *trastorno* depresivo, pero no específicamente para la *fase* depresiva del trastorno bipolar. La excepción es el antidepresivo fluoxetina, pero solo en combinación con el antipsicótico olanzapina y en una formulación autorizada en Estados Unidos, no en España. El uso de antidepresivos en el trastorno bipolar es cuestionado por dos razones principales: en ciertos pacientes, pueden inducir un viraje a la manía cuando se utilizan durante la fase depresiva; además, su eficacia en esta fase no está universalmente aceptada. Es decir, pueden causar efectos adversos significativos y no ayudar mucho. Por estos motivos, la mayoría de los protocolos de tratamiento elaborados por asociaciones médicas desaconsejan su uso. Por otro lado, ninguno de los agentes específicamente aprobados para la fase depresiva del trastorno bipolar ha demostrado una eficacia destacada, lo que convierte esta fase en un reto terapéutico constante. Aunque seguir estrictamente las recomendaciones de las asociaciones médicas podría ser ideal, en la práctica clínica es difícil evitar el uso de antidepresivos. Esto se debe a que muchos pacientes con trastorno bipolar presentan inicialmente episodios depresivos, lo que lleva a la prescripción de antidepresivos por falta de preci-

---

[5] Véase el capítulo 6, «Trastorno depresivo».

sión diagnóstica. A pesar de que la evidencia científica no respalda de manera sólida su uso en el trastorno bipolar, la prescripción de antidepresivos para tratar la «depresión», independientemente de su origen, sigue siendo común, aunque los médicos más prudentes intentan evitar su uso en pacientes con diagnóstico confirmado de trastorno bipolar. No obstante, en la práctica diaria, el uso de antidepresivos sigue siendo frecuente, habitualmente en combinación con tratamientos que si están específicamente aprobados para este trastorno.

Población infantil y juvenil

Tradicionalmente, se consideraba que el trastorno bipolar comenzaba en la edad adulta temprana. Sin embargo, en las últimas décadas, Estados Unidos ha experimentado un aumento significativo en los diagnósticos de trastorno bipolar en niños y adolescentes, lo que ha llevado a sugerir la existencia de una posible «epidemia». Muchos de estos pacientes, cuyo síntoma predominante era una irritabilidad severa, fueron clasificados como bipolares «atípicos», ya que no cumplían con todos los criterios del síndrome clásico. Esta tendencia generó controversia, planteando la posibilidad de un sobrediagnóstico que podría haber conducido al uso excesivo de antipsicóticos en jóvenes, exponiéndolos a efectos adversos graves. El aumento en la prescripción de antipsicóticos también se observó en España. Algunos expertos sugirieron que esta «epidemia» no era un aumento real en los casos de trastorno bipolar, sino una consecuencia de la ausencia de una categoría diagnóstica adecuada para clasificar a niños con agresividad severa y crónica. En respuesta a esta problemática, el *Manual diagnóstico y estadís-*

tico de los trastornos mentales de la American Psychiatric Association introdujo una nueva categoría diagnóstica: el trastorno de desregulación disruptiva del estado de ánimo. Este diagnóstico se caracteriza por episodios recurrentes de rabietas y cólera desproporcionados al contexto, que no corresponden al nivel de desarrollo del niño, con una recurrencia de al menos tres veces por semana. Aunque no existe un tratamiento específico aprobado para esta condición, las guías profesionales desaconsejan el uso de antipsicóticos, buscando reducir la exposición de los jóvenes a estos medicamentos potencialmente tóxicos. Estas medidas parecen haber tenido un impacto positivo. Según un estudio liderado por la doctora Greta Bushnell, farmacoepidemióloga en la Universidad de Rutgers en New Brunswick, Nueva Jersey, recientemente se produjo una notable disminución en el uso de antipsicóticos en niños y adolescentes.

Antes de iniciar un tratamiento farmacológico en menores es fundamental distinguir si los síntomas que parecen debidos a un trastorno bipolar obedecen a otras causas, ya que algunos estadios de agitación pueden deberse a la nueva categoría diagnóstica mencionada, al estrés familiar, condiciones médicas y abuso de sustancias ilícitas. Para diagnosticar el trastorno bipolar en menores de edad se deben cumplir los mismos criterios específicos establecidos para los adultos. Si no se cumplen estos criterios, no se trata de este trastorno, y el enfoque terapéutico debe priorizar intervenciones menos invasivas, como la terapia familiar y conductual, evitando el uso de medicamentos altamente tóxicos.

En los casos donde el diagnóstico se confirma, además de la medicación y las terapias psicosociales es crucial considerar cambios en el entorno del joven. Los síntomas interfieren significativamente en el proceso de aprendizaje, por lo que en casos moderados a graves el entorno escolar usual no es suficiente y resulta aconsejable evaluar la posibilidad de continuar la educación en colegios especializados. Un enfoque, conocido como «escuela terapéutica ambulatoria»[6], es un recurso común en Estados Unidos y ha comenzado a implementarse en España. De no observarse mejoría con estos abordajes ambulatorios, puede ser necesario considerar el ingreso en un centro residencial, especialmente en aquellos casos en los que el paciente haya mostrado conductas violentas hacia sus padres, familiares, consigo mismo o hacia su entorno.

En España, las únicas medicaciones aprobadas para el tratamiento de la fase maníaca en menores son el aripiprazol y la ziprasidona. Aunque el litio está autorizado en Estados Unidos para su uso en adolescentes mayores de 12 años, no es así en España. De manera similar, los estabilizadores del ánimo tampoco están autorizados para uso en la población infantil y juvenil. Dada la limitada cantidad de medicamentos aprobados para tratar condiciones psiquiátricas en niños y adolescentes, es habitual que los clínicos recomienden fármacos aprobados para adultos bajo el protocolo «fuera de ficha técnica».

UN PSICÓLOGO CLÍNICO Y UN PSIQUIATRA DIALOGAN SOBRE EL TRASTORNO BIPOLAR

DR. URRA: Temo que la variedad de opciones similares pueda llevar a los lectores a concluir que el tratamiento del trastorno bipolar carece de un patrón definido. ¿Por qué no comenzamos por aclarar en qué casos de trastorno bipolar se recomienda medicación?

---

[6] Véase la Bibliografía.

DR. KAPLAN: Seguramente en el trastorno bipolar I, una enfermedad grave que generalmente necesita de un abordaje farmacológico continuo y muchas veces de ingreso hospitalario. Una vez iniciada la medicación, en todos los casos, ya sea para el apoyo intrahospitalario como para prolongar la fase estable, siempre se recomienda tratamiento con psicoterapias individuales y de familia.

DR. URRA: Hay tantas opciones de tratamiento para la fase maniaca que ¿cuál sería la mejor?

DR. KAPLAN: Desafortunadamente, no existe «la mejor opción», sino «la opción individual» más adecuada para cada paciente específico, que depende de diversos factores, entre ellos la gravedad de los síntomas psicóticos, la respuesta a tratamientos previos, su salud general, aspectos demográficos y otros parámetros. Dada la complejidad de este panorama, las asociaciones médicas han desarrollado guías clínicas orientativas, con el objetivo de ofrecer opciones basadas en la evidencia obtenida a través de estudios científicos. Una de las más respetadas es la guía del Canadian Network for Mood and Anxiety Treatments (CANMAT). Esta sugiere como tratamiento de primera línea el uso de estabilizadores del ánimo, como el litio o el ácido valproico, así como los antipsicóticos quetiapina, asenapina, aripiprazol, paliperidona, risperidona y cariprazina, ya sea en monoterapia o en combinación. La cariprazina sin embargo solo está autorizada en España para la esquizofrenia. Las guías clínicas españolas son generalmente similares.

DR. URRA: ¿Es el tratamiento de la fase depresiva diferente al de la maníaca?

DR. KAPLAN: Aunque muchos de los fármacos utilizados en la fase maníaca también se emplean en el tratamiento de la fase depresiva, la diferencia principal radica en que su eficacia es menor, un gran desafío terapéutico, ya que la fase depresiva es más frecuente y debilitante. La guía CANMAT recomienda como tratamiento de primera línea el uso de antipsicóticos atípicos. La combinación de olanzapina y fluoxetina, no disponible en España, también cuenta con esta aprobación. Aunque el litio y la lamotrigina no fueron específicamente aprobados para la fase aguda depresiva, su uso en combinación con antipsicóticos es común en la práctica clínica.

DR. URRA: Una vez alcanzada la estabilidad, ¿durante cuánto tiempo se debe continuar con la medicación?

DR. KAPLAN: Debido a la naturaleza crónica del trastorno bipolar y la frecuencia de recaídas impredecibles, se recomienda mantener el tratamiento que resultó efectivo durante la fase aguda. Si se utilizó una combinación de medicamentos, por ejemplo, un antipsicótico y litio, pero el paciente prefiere continuar con uno solo, no hay evidencia concluyente que determine cuál es la mejor opción. La decisión suele basarse en el perfil de efectos adversos más tolerable para el paciente. Después de un primer episodio, se recomienda mantener el tratamiento durante doce meses, tras los cuales se evalúa la necesidad de proseguir. Si no ha habido síntoma alguno, el paciente vive en un entorno que lo apoya y no se espera situaciones de estrés en el futuro cercano, se puede hacer la prueba de interrumpir el tratamiento. En aquellos pacientes que recaen tras interrumpirlo, se sugiere continuar de forma indefinida. Es fundamental mantener una franqueza y empatía absoluta con el paciente con respecto a lo dificultoso que resulta proseguir tratamientos con medicamentos que pueden ser difíciles de tolerar. Muchas recaídas maníacas están precedidas por la interrupción del tratamiento. Por ello, en esta fase de estabilidad, es fundamental mantener o iniciar un abordaje psicoterapéutico complementario, que ha demostrado mejorar los resultados.

DR. URRA: ¿Qué opción existe para los pacientes que no experimentan mejoría o no toleran los efectos adversos de los medicamentos?

DR. KAPLAN: Por el alto riesgo de suicidio, si el paciente no mejora después de varios intentos con distintas combinaciones farmacológicas, es prudente considerar la terapia electroconvulsiva.

DR. URRA: El proceso de selección de fármacos es complejo, y la coexistencia de medicamentos aprobados y no aprobados puede generar confusión en los lectores. La palabra «aprobación» tiene un peso significativo, ya que la mayoría de las personas preferirían evitar un medicamento «no aprobado» en el sentido estricto del término.

DR. KAPLAN: Gracias por mencionar el tema. Aunque intentamos dar ejemplos en cada capítulo al respecto, la terminología puede generar desconfianza hacia una medicación recomendada por el psiquiatra que no esté «aprobada». Lo más importante a aclarar es que «no aprobado» no implica que el medicamento sea experimental o desconocido. La aprobación es un aval otorgado por las autoridades sanitarias, que certifica que una farmacéutica ha demostrado, mediante estudios, que el fármaco es seguro y eficaz para tratar una condición específica. Por ejemplo, en términos generales, la aprobación de un antidepresivo para el trastorno depresivo confirma que hay estudios que han comprobado su eficacia superior a un placebo y que los riesgos asociados a sus efectos secundarios son aceptables en comparación con sus beneficios. Los medicamentos que no cumplen con estos criterios no reciben aprobación. Todos los medicamentos recetados que se comercializan en farmacias están aprobados para al menos una indicación.

Sin embargo, puede suceder que un médico recomiende un medicamento aprobado para una condición diferente a aquella para la que fue originalmente autorizado, lo que se denomina «uso fuera de ficha técnica». Por ejemplo, aunque los antidepresivos fueron inicialmente aprobados para tratar el trastorno depresivo, los médicos observaron que también podían aliviar la ansiedad en pacientes depresivos. Esto llevó a prescribirlos en casos de trastornos de ansiedad en ausencia de depresión, aunque no estuvieran oficialmente aprobados para esta indicación. Más tarde, algunas farmacéuticas realizaron estudios adicionales para obtener la aprobación específica de ciertos antidepresivos para trastornos de ansiedad. Sin embargo, no siempre se busca esta autorización, ya que los estudios necesarios son costosos. El uso fuera de ficha técnica es común en situaciones donde las opciones aprobadas no resultan efectivas para todos los pacientes, particularmente en salud mental o en tratamientos pediátricos, donde la mayoría de las medicaciones aprobadas para adultos no lo están para menores.

DR. URRA: Veamos cómo abordar el caso de Marcelo, el joven que mencionamos al inicio del capítulo. Presenta síntomas característicos de una fase maníaca severa, lo que requirió su hospitalización de urgencia. En estos escenarios, es fundamental reconocer que no solo el paciente sufre, sino también su familia. Los padres, desconcertados y aterrados, se enfrentan al dolor de ver a su hijo atravesar una crisis de esta magnitud. En el primer encuentro con el psiquiatra, este facultativo con experiencia en tratar situaciones similares escuchó muy acertadamente con empatía a la familia y brindó esperanza. Aunque Marcelo no pudo estar presente en esta reunión inicial debido a su agitación residual, como ya había señales de mejoría, el psiquiatra se mostró optimista sobre la posibilidad de que pronto pudiesen visitarlo. Dr. Kaplan, ¿qué opciones farmacológicas son usuales en estos casos?

DR. KAPLAN: El psiquiatra detalla en su conversación con la familia que, en la fase aguda, el objetivo principal es reducir la agitación para disminuir el riesgo de violencia, facilitar la comunicación y permitir el descanso. En casa, el paciente había recibido una inyección de lorazepam, un ansiolítico que proporcionó sedación suficiente para trasladarlo al hospital de forma segura. Durante las primeras horas de hospitalización, se priorizaron fármacos inyectables debido a su rápida acción. Marcelo recibió una combinación de haloperidol, un antipsicótico de primera generación, y lorazepam. A las treinta y seis horas de ingreso, Marcelo mostró mejoría y pudo iniciar el tratamiento por vía oral. En este punto, se suspendió el ansiolítico y se cambió el haloperidol por aripiprazol, un antipsicótico de segunda generación. Este cambio buscó minimizar los efectos adversos motores, que son más comunes con antipsicóticos de primera generación, especialmente en hombres jóvenes. Cinco días después, durante una reunión de terapia familiar, el psiquiatra presentó las opciones para continuar el tratamiento: seguir con aripiprazol, disminuyéndolo gradualmente, y sustituirlo por un estabilizador del ánimo, o combinar ambos si la monoterapia no resulta ser suficiente. Explicó los posibles efectos adversos y ventajas de cada opción, y Marcelo, ya en un estado más tranquilo y receptivo, pidió la opinión de sus padres. A los nueve días de hospitalización, Marcelo ya no escucha voces continuamente y no está convencido de que haya encontrado la cura para el cáncer. Estos síntomas residuales son lo suficientemente manejables a nivel ambulatorio y se le da el alta. Se recomienda seguir en un hospital de día, un entorno intensivo al que Marcelo asistirá durante las horas diurnas, pero podrá volver con su tía, que accede a acogerle, por la noche. Finalmente, Marcelo decide continuar solo con aripiprazol, ya que prefiere evitar los controles sanguíneos necesarios con los estabilizadores del ánimo. Cuando finalice el periodo en el hospital de día, el psiquiatra recomienda interrumpir la universidad unos meses más hasta conseguir la estabilización, continuar la terapia cognitiva conductual individual e iniciar un grupo de apoyo semanal para pacientes que se enfrentan a un primer episodio de trastorno bipolar. Durante los primeros meses, las cosas marcharon bien, pero después:

> Marcelo, ya casi sin síntomas y estabilizado, retoma sus estudios. Aunque se siente mejor, expresa al psiquiatra su incomodidad por la sedación que le provoca el aripiprazol. Tras analizarlo, deciden juntos reducir la dosis, lo que parece aliviar su malestar y queda satisfecho. Con el tiempo, Marcelo comienza a comunicar a sus padres que se siente cada vez mejor, algo que les llena de alegría. Sin embargo, su tía observa comportamientos preocupantes: ha vuelto a estudiar de noche y ha dejado el grupo de apoyo, prefiriendo pasar todo el tiempo en casa. Semanas después, los padres reciben nuevos mensajes en los que Marcelo afirma haber encontrado la cura para el cáncer. Preocupados, le insisten en que acuda a urgencias y él, afortunadamente, accede. Durante la consulta, Marcelo explica al médico que había dejado de tomar el aripiprazol porque se sentía muy bien, y que esa decisión le permitió concentrarse por completo en contactar con farmacéuticas para vender su descubrimiento. Finalmente, Marcelo es ingresado nuevamente para tratar este nuevo episodio.

DR. URRA: En suma, Marcelo, que había gestionado exitosamente un episodio maníaco inicial, recae durante el periodo estable debido al abandono de la medicación. Esta es una situación muy común y es fundamental recalcar que nunca debe culparse al paciente por lo sucedido. Si el tratamiento no es viable para el paciente a largo plazo, entonces es la estrategia terapéutica la que ha fallado y requiere ajustes. ¿Qué medidas podemos tomar ahora para evitar nuevas recaídas?

DR. KAPLAN: Como usted señala, el objetivo debe ser encontrar un tratamiento que no solo sea eficaz, sino también tolerable y sostenible para Marcelo, ya que las recaídas repetidas tienen consecuencias significativas a nivel cerebral, social y laboral a largo plazo. El manejo durante la rehospitalización será similar al utilizado en el primer episodio, dado que mostró buenos resultados. Sin embargo, para prevenir futuras recaídas, será necesario modificar la estrategia de seguimiento. En esta ocasión, se recomienda un periodo de hospitalización más prolongado, seguido por una transición al hospital de día, lo que permitirá un monitoreo más cercano. Durante este tiempo, es crucial trabajar en la psicoeducación, ayudando a Marcelo a identificar y abordar los patrones de pensamiento que lo llevaron a abandonar el tratamiento, como la idea errónea de que sentirse muy bien significa estar curado, en vez de considerar que puede tratarse de una recaída. Farmacológicamente, se propone combinar el aripiprazol con el estabilizador del ánimo valproato de sodio, ya que la monoterapia con aripiprazol no fue suficiente para prevenir la recaída. Esta combinación podría ofrecer una mayor estabilidad y reducir el riesgo de futuros episodios. Además, se enfatiza la importancia de mantener una atención crónica a largo plazo, con revisiones regulares y un plan integral que incluya apoyo psicoterapéutico.

DR. URRA: Veamos ahora el caso de María Nelly, la tía de Marcelo:

> Esta paciente de 48 años ha lidiado con periodos de depresión crónica desde su juventud, y su sueño de tener un empleo

satisfactorio y una familia propia no se concretó. Aunque los antidepresivos que ha probado a lo largo de su vida le ofrecen algo de alivio, sus respuestas suelen ser parciales. En una escala de bienestar del 0 (completamente infeliz) al 10 (completamente feliz), rara vez supera un 4. Además, los efectos adversos y la falta de eficacia de más de ocho antidepresivos han llevado a constantes cambios en su medicación. El impacto de sus síntomas se refleja en varios aspectos de su vida. Cuando su psiquiatra le plantea la posibilidad de añadir un potenciador a los antidepresivos, María Nelly se muestra reacia debido a su temor a los efectos secundarios. La palabra «antipsicótico» le genera un rechazo inmediato, y está convencida de que su depresión nunca mejorará. En el ámbito laboral, la paciente es percibida como una persona poco motivada, a pesar de su competencia. En sus relaciones personales, la disminución de su apetito sexual y su visión negativa de las cosas han dificultado establecer vínculos duraderos. María Nelly valora mucho la psicoterapia cognitiva, que le ha permitido evitar caídas más profundas en la depresión, pero siente que sus fracasos amorosos y laborales le pesan más con el tiempo, llegando incluso a cuestionarse si vale la pena seguir viviendo. Una de las pocas alegrías en su vida es haber ayudado a su hermana con la crianza de su sobrino Marcelo, al cual adora. El reciente diagnóstico de su sobrino con trastorno bipolar ha profundizado su depresión.

¿Qué haría usted en este caso, Dr. Kaplan?

DR. KAPLAN: Todo lo ocurrido con Marcelo, que por un lado causa gran consternación en la familia, por otro lado presenta un efecto inesperado: lleva al médico de María Nelly a considerar una nueva perspectiva. El psiquiatra señala que la combinación de una historia de depresión crónica resistente a los antidepresivos, junto con el diagnóstico confirmado de trastorno bipolar en un pariente cercano, apunta a la posibilidad de que María Nelly esté viviendo una fase depresiva de un trastorno bipolar no diagnosticado. Tras discutir esta hipótesis y observar cómo Marcelo respondió al tratamiento, María Nelly decide aceptar cambios en el enfoque terapéutico, retirando gradualmente el antidepresivo para introducir valproato de sodio, un estabilizador del ánimo. Además, accede a considerar la incorporación de un antipsicótico de segunda generación si fuera necesario. Al cabo de unos meses, se observan efectos positivos: su estado de ánimo mejora, su energía y perspectiva cambian, y empieza a ver la vida como algo valioso. Con esta nueva estabilidad, María Nelly toma decisiones importantes: se une a una plataforma de citas para explorar relaciones y decide inscribirse en cursos de especialización para avanzar en su carrera.

9

TRASTORNO DEL ESPECTRO AUTISTA

Jordi, un adolescente de 15 años, fue diagnosticado con trastorno del espectro autista (TEA) a una edad temprana y vive con sus padres. Hasta hace poco, sus síntomas eran leves a moderados. No empezó a hablar hasta los cuatro años, pero, aunque posee un vocabulario limitado, se puede comprender lo que intenta comunicar. Exhibe comportamientos típicos del trastorno, como realizar movimientos repetitivos de brazos, hablar con un tono monótono, tener dificultades para mantener la concentración, evitar el contacto visual y no demostrar interés en actividades comunes. Gracias a una escolarización especializada, apoyo social y psicoterapias específicas, los síntomas estaban bien gestionados. Pese a la seriedad de la enfermedad, Jordi y su familia se adaptaron bien y estaban conformes con el progreso. Sin embargo, en los últimos meses, se produjeron cambios significativos en el comportamiento del niño. Jordi se muestra más irritable, ha dejado de colaborar con la escuela y su terapeuta, y presenta conductas nuevas, como emitir gruñidos y cantar de manera persistente durante la noche. Su enojo ha escalado llegando a episodios de agresividad física, incluyendo lanzar objetos a su padre y empujar a su madre. En uno de estos incidentes, ella se golpeó fuertemente la cabeza, lo que requirió atención en urgencias. Después de varios meses de intervenciones psicosociales que no contuvieron el avance de la agresividad, el terapeuta ha recomendado una consulta psiquiátrica para explorar abordajes adicionales.

Los criterios para el diagnóstico del trastorno de espectro autista (TEA) han evolucionado significativamente desde que el doctor Leo Kanner realizó las primeras observaciones clásicas en 1943. Según el *Manual diagnóstico y estadístico de enfermedades mentales* de la American Psychiatric Association, el TEA se diagnostica en la presencia de dos grupos de síntomas primarios: deficiencias persistentes en la comunicación y en la interacción social en diversos contextos; y patrones restrictivos y repetitivos de comportamiento, intereses o actividades. Ambos deben estar presentes desde una edad temprana y causar un perjuicio significativo en el funcionamiento del individuo. Se utiliza el término «espectro» para describir el autismo porque existe una amplia variación en el tipo y la gravedad de los síntomas que tienen las personas con estos trastornos. Esto se debe al posible desarrollo de síntomas secundarios como agresión, irritabilidad, autolesión, hiperactividad, falta de concentración, depresión, insomnio, discapacidad intelectual y problemas de lenguaje. A su vez, el trastorno se subclasifica en tres niveles de severidad. El nivel 1 incluye pacientes que requieren cierto apoyo; el 2, los que requieren apoyo sustancial; y el 3, los que requieren apoyo máximo. Por tanto, dos personas con un mismo diagnóstico de TEA pueden mostrar cuadros clínicos muy distintos. Si bien los síntomas primarios del TEA se consideran de *origen neurológico*, los síntomas secundarios los suelen abordar los especialistas psiquiátricos con psicofármacos, razón por la cual se ha confeccionado este capítulo.

Diversos estudios han demostrado un aumento continuo en la prevalencia mundial del trastorno. En Estados Unidos, por ejemplo, el equipo liderado por el doctor Matthew J. Maenner, de los Centers for Disease Control and Prevention (CDC), indica que el trastorno está presente hasta en un 4 % de los niños y un 1 % de las niñas de 8 años. En España no existen estadísticas nacionales recientes, pero una investigación liderada por el doctor Manuel Posada de la Paz, del Instituto de Salud Carlos III en Madrid, que abarca diversas naciones y regiones europeas, incluida el País Vasco, mostró una gran variabilidad en la prevalencia en niños de 7 a 9 años, oscilando entre el 0,43 % y el 3,13 %. Las causas del aumento no se han esclarecido, pero se atribuyen en parte a una mayor precisión en la identificación temprana, lo que ha permitido detectar más casos de manera eficaz. Sin embargo, esto por sí solo no explica el aumento considerable y se sospechan otros factores que *The New York Times* enumera. Se citan causas como polución ambiental, infecciones durante el embarazo, padres de edad avanzada y partos prematuros. Desafortunadamente, persiste la falsa creencia de que las vacunas infantiles causan TEA, lo que genera el peligro de que las familias, por miedo, decidan no vacunar a sus hijos. Esto podría llevar a un aumento en la incidencia de enfermedades infantiles que las vacunas han prevenido, causando un daño significativo a la salud pública. Numerosos estudios rigurosos, como el del doctor

Anders Hviid y su equipo del Statens Serum Institut en Copenhague, han confirmado que las vacunas infantiles no producen TEA.

El proceso diagnóstico

El diagnóstico temprano es esencial porque los mejores resultados de tratamiento se obtienen cuanto antes se comience. En este sentido, los pediatras juegan un rol de suma importancia ya que, realizando un cribado durante visitas regulares, pueden detectar síntomas iniciales de TEA. Las asociaciones pediátricas profesionales recomiendan examinar a todos los niños. Para este fin, los médicos se valen de escalas de síntomas especialmente diseñadas para distinguir niños que probablemente sufran del trastorno de aquellos que no. Una de las escalas más empleadas es la M-CHAT[1], un cuestionario para padres que aborda los síntomas tempranos más frecuentes de la enfermedad. Si el cribado resultara positivo, el pediatra derivará la familia a un equipo especializado, dado que el proceso para un diagnóstico definitivo es complejo y requiere una evaluación exhaustiva. El propósito de este capítulo es mencionar los tratamientos farmacológicos para el TEA y cuándo debe considerarse su aplicación. No se han incluido todas las características del trastorno, los procesos diagnósticos completos ni la variedad de abordajes multidisciplinarios disponibles, para los que se puede obtener más información en otras fuentes como la Federación Española de Autismo[2].

---

[1] Véase el apartado «Recursos adicionales en la nube».

[2] Ídem.

Tratamientos disponibles para el TEA

Tratamientos no farmacológicos

Aunque los avances científicos de los últimos tiempos han producido mejoras notables en el tratamiento farmacológico de muchas enfermedades, el progreso en el campo del TEA ha sido limitado. Hasta el momento, no existen medicaciones aprobadas para tratar los síntomas primarios que mencionamos anteriormente. El abordaje terapéutico de elección para estos síntomas, asimismo como para los síntomas secundarios, es el psicoeducativo. El método más destacado entre ellos, pero no el único, es el *análisis aplicado de conducta* (ABA, por sus siglas en inglés), descrito por el equipo de John O. Cooper, profesor emérito de la Universidad de Ohio. Fue desarrollado en el siglo XX y demostró ser eficaz para mejorar las habilidades cognitivas y lingüísticas de personas con TEA, porque refuerza comportamientos positivos como la interacción social y desalienta los negativos, como la repetición de ciertos actos. Es un método universalmente aceptado y ofrecido en todos los centros de tratamiento reconocidos.

Dado que los síntomas del TEA varían ampliamente entre individuos e incluso en una misma persona a lo largo de su vida, el tratamiento debe ser altamente individualizado. En el ámbito educativo, los niños con manifestaciones leves pueden integrarse en escuelas regulares, mientras que aquellos con mayores dificultades requieren entornos especializados. La terapia ocupacional es esencial para desarrollar habilidades que faciliten la realización de actividades cotidianas en diferentes contextos y etapas de la vida. Otras terapias como la logopedia y la foniatría resultan de gran utilidad en gran cantidad de pacientes. Asimismo, la terapia familiar es indispensable, ya que busca brindar apoyo constante al mejor recurso del paciente: su familia.

El tratamiento óptimo del TEA exige un abordaje multidisciplinario. Los mejores resultados se obtienen cuando hay una colaboración estrecha entre pediatras, psiquiatras, profesores especializados, foniatras, logopedas, fisioterapeutas, psicólogos, enfermeros, trabajadores sociales y familiares.

Tratamientos farmacológicos

Debido a la naturaleza crónica y compleja del trastorno, así como la posibilidad de síntomas intensos, es comprensible que los familiares y cuidadores de personas con TEA estén interesados en considerar opciones farmacológicas. Es fundamental señalar que las enfermedades cuya causa se desconoce y que carecen de tratamientos aprobados y altamente eficaces son a menudo objeto de recomendaciones por parte de personas de dudosa ética. Siempre es aconsejable consultar a médicos especialistas antes de considerar cualquier intervención para evaluar su validez.

El tratamiento farmacológico del TEA no es la primera línea y solo debe emplearse cuando las intervenciones psicosociales no producen los resultados esperados. Aun así, según un estudio del equipo de la doctora Jessica E. Rast, de la Universidad de Drexel, entre un tercio y tres cuartos de las personas con TEA utilizan psicofármacos. Aunque no sean específicos para tratar esta enfermedad, cuentan con evidencia que respalda su uso para abordar ciertos síntomas. Estos incluyen comportamientos repetitivos, agresión, irritabilidad, autolesión, ansiedad, depresión, trastornos del sueño y falta de concentración e hiperactividad. En casos severos y utilizándose con cautela por manos expertas producen alivio, siendo aconsejable que se consideren.

Los comportamientos repetitivos y estereotipados fueron descritos por el doctor Leo Kanner como una de las características centrales del TEA. Los más frecuentes incluyen balanceos y sacudidas de extremidades y movimientos rutinarios. El tratamiento de elección es el enfoque psicosocial, pero cuando la gravedad interfiere de manera significativa en el funcionamiento educativo y social del paciente, y hay riesgo de autolesión o daño a terceros, se recomienda un medicamento. Aunque ninguno está aprobado para esta indicación, los siguientes fármacos se prescriben con frecuencia fuera de ficha técnica para intentar aliviar estos síntomas: los inhibidores selectivos de la recaptación de serotonina (ISRS)[3] y los antipsicóticos atípicos[4].

La aparición de síntomas de agresión, irritabilidad y autolesión suele llevar a una intervención farmacológica urgente. Sin embargo, antes de considerar un tratamiento farmacológico, es crucial descartar factores ambientales o médicos que puedan estar provocando estos comportamientos y que no estén directamente asociados al TEA. Por ejemplo, la falta de sueño, el dolor, efectos secundarios de medicamentos o problemas gastrointestinales pueden desencadenar agresividad. Si tras abordar estos factores desencadenantes el síntoma persiste, el tratamiento psicoeducativo sigue siendo la primera opción recomendada. La intervención farmacológica debe reservarse para aquellos casos donde el paciente no responde a otros tratamientos o existe un riesgo significativo e inminente de que se haga daño a sí mismo o a otros. Diversas clases de medicamentos se emplean en el

---

[3] Véase el capítulo 6, «Trastorno depresivo».

[4] Véase el capítulo 7, «Trastorno psicótico».

manejo de estos síntomas. Pocos están aprobados específicamente para estos usos, pero existe evidencia de seguridad y eficacia, como la documentada por el equipo del doctor Spyridon Siafis, de la Universidad Técnica de Múnich. Esto permite a los especialistas recomendarlos bajo el protocolo «fuera de ficha» que hemos mencionado en varios capítulos anteriores.

Para tratar la irritabilidad en el TEA, que muchas veces precede a la agresión, hay solo dos medicamentos aprobados en Estados Unidos, el aripiprazol y la risperidona[5]. Aunque en España no están específicamente aprobados para el TEA, la Agencia Española de Medicamentos y Productos Sanitarios (AEMPS) pareciera permitir su uso, incluyendo en las fichas técnicas su efectividad en síntomas de agresión y discapacidad intelectual. Si bien es prudente comenzar con estos dos antipsicóticos específicamente aprobados al menos en Estados Unidos, en caso de resultados pobres o efectos adversos, los especialistas pueden recomendar otros fármacos. Cabe destacar que todos los antipsicóticos conllevan el riesgo de efectos secundarios potencialmente graves[6], como el síndrome neuroléptico maligno, sobrepeso, síndrome metabólico, galactorrea, discinesias, cambios cardiovasculares y reacciones alérgicas. Debido a su alto potencial tóxico, los pacientes que inicien el consumo de estos medicamentos deben monitorearse frecuentemente y estar preferentemente a cargo de un médico con amplia experiencia.

Por otro lado, ya que la efectividad del metilfenidato en el tratamiento de problemas de impulsividad está bien documentada, también se emplea en el TEA. Otros agentes utilizados en el manejo de la agresión son el valproato,

---

[5] Véase el capítulo 7, «Trastornos psicóticos».

[6] Ídem.

la naltrexona y la clonidina. Algunos estudios realizados con un número limitado de participantes encontraron beneficios. Sin embargo, estas medicaciones no son de primera línea en el tratamiento de la agresión y suelen reservarse para casos en los que otros enfoques han resultado insuficientes.

La ansiedad y la depresión son síntomas frecuentes en personas con TEA. Además, según la psicóloga Victoria V. Newell, que lideró un estudio realizado en la Universidad de Nottingham, los comportamientos suicidas son altamente prevalentes pero difíciles de detectar en esta enfermedad. Aunque la evidencia científica aún es limitada, algunos estudios con muestras pequeñas han revelado resultados favorables que respaldan el uso de antidepresivos en casos seleccionados.

Los pacientes con TEA también experimentan *interrupciones del sueño* repetidamente. Aunque esto pareciera ser de menor gravedad que otros problemas asociados, la falta de sueño puede ser muy perjudicial para la calidad general de la vida familiar e interfiere, entre otras actividades, en la capacidad del paciente para participar en las terapias diurnas. El abordaje de elección para este síntoma es el psicoeducativo. La farmacología solo se recomienda ante su fallo. Una de las opciones más aceptadas es el uso de melatonina[7] por su aparente eficacia y mínimos efectos adversos.

El trastorno por déficit de la atención e hiperactividad coexiste frecuentemente con el TEA. Por tanto, se pueden utilizar cualquiera de los fármacos aprobados para el TDAH. Varios estudios también han documentado la eficacia de algunos antipsicóticos para tratar la hiperactividad del TEA, pudiendo utilizarse fuera de ficha cuando los

---

[7] Véase el capítulo 11, «Trastornos del sueño».

medicamentos aprobados no son adecuados. Por otro lado, debemos recalcar que los antipsicóticos no deben utilizarse en el TDAH en ausencia de TEA.

UN PSICÓLOGO CLÍNICO Y UN PSIQUIATRA DIALOGAN SOBRE EL TRATAMIENTO DEL TEA

DR. URRA: ¿En qué casos de TEA se recomienda medicación?

DR. KAPLAN: Como mencionamos anteriormente, no existe ningún medicamento aprobado específicamente para tratar los síntomas primarios del TEA. El abordaje terapéutico de primera línea es psicoeducativo. Solo cuando estas intervenciones no logran los efectos deseados se contempla el uso de psicofármacos.

DR. URRA: ¿Qué fármacos se prefieren para el tratamiento de la agresión?

DR. KAPLAN: Los antipsicóticos risperidona y aripiprazol están aprobados por la FDA para la irritabilidad y también se usan «fuera de ficha» para la agresión. Sin embargo, estos medicamentos presentan graves riesgos de toxicidad, por lo que, de iniciarlos, se recomienda estrecha monitorización. La decisión de iniciar un tratamiento farmacológico para la agresión debe basarse en la gravedad de la sintomatología, el grado de deterioro y el riesgo de peligro inminente. Muchos médicos inician tratamiento con fármacos menos estudiados como metilfenidato, naltrexona u otros agentes que, si bien no cuentan con aprobación específica, poseen un mejor perfil de seguridad. De no obtener los resultados esperados, se progresa a los antipsicóticos que deben usarse por el menor tiempo posible y a las dosis más bajas que sean efectivas.

DR. URRA: ¿Qué fármacos se prefieren para el tratamiento de la hiperactividad y la falta de concentración?

DR. KAPLAN: La hiperactividad y la falta de concentración son síntomas comunes en el TEA, que, cuando se presentan con intensidad, pueden limitar la efectividad de las intervenciones psicoeducativas. Las terapias conductuales y la educación especializada requieren que el paciente alcance el nivel de concentración máximo posible. Los estimulantes son los agentes mejor estudiados y preferidos cuando se considera necesario el tratamiento farmacológico. Aunque los antipsicóticos también han mostrado eficacia, su mayor perfil de toxicidad los hace una opción menos favorable.

DR. URRA: ¿Qué fármacos se prefieren para el tratamiento de los comportamientos repetitivos?

DR. KAPLAN: Si bien estos síntomas se medican frecuentemente, ningún fármaco ha sido aprobado y los datos sobre su eficacia no son sólidos. Además, los efectos adversos de los fármacos utilizados son difíciles de tolerar y pueden causar agitación adicional. Se aconseja no iniciar tratamiento con medicamentos a menos que los síntomas sean de extremada gravedad.

Destaquemos que no todas las personas con TEA necesitan medicación, ya que la presentación clínica es extremadamente variada. Los ejemplos que mencionamos aquí son muy específicos, aquellos en los cuales se considera agregar una opción farmacológica, y no son de manera alguna representativos de la enfermedad. Apliquemos lo aprendido hasta ahora para comentar el caso de Jordi, el joven que presentamos al principio del capítulo.

DR. URRA: Así es, doctor Kaplan. Como en el caso de Jordi, ciertos niños con TEA experimentan la aparición de conductas agresivas al llegar a la adolescencia. Las causas no son claras y pueden deberse a factores sociales, familiares, hormonales o médicos que deben explorarse y abordarse antes de considerar la terapia psicofarmacológica. El equipo multidisciplinar que está a cargo del tratamiento de Jordi cuenta con mucha experiencia y ha considerado todas las posibles causas sin encontrar ninguna que pueda explicar el cambio de comportamiento, salvo la evolución misma de la enfermedad.

DR. KAPLAN: En esta situación, generalmente se recomienda una prueba con aripiprazol, el antipsicótico de segunda generación[8]. Esta clase de fármacos minimiza la posibilidad de que aparezcan efectos adversos motores, particularmente en hombres jóvenes, si bien hay que estar alerta al riesgo de efectos metabólicos como el aumento de peso y alteraciones en la glucemia y lípidos sanguíneos. El tratamiento comienza con dosis bajas, esperando un tiempo para observar progreso. En caso de resultados pobres, se sigue incrementando la dosis lentamente hasta alcanzar la respuesta deseada o la aparición de efectos adversos.

DR. URRA: Este fue precisamente el medicamento que Jordi comenzó a tomar. Al cabo de tres semanas, cesaron completamente los episodios de agresión física. Mejoró también el trastorno del sueño, aunque en los primeros días se observó somnolencia diurna, que fue despareciendo con el tiempo.

DR. KAPLAN: Me alegro por la excelente respuesta. Dado el riesgo de efectos adversos con uso continuado, una vez controlados los síntomas y tras meses de estabilidad se aconseja considerar la interrupción de la medicación y monitorear el progreso sin ella. En muchos casos, con la ayuda de los abordajes psicosociales, no será necesario rei-

---

[8] Véase el capítulo 7, «Trastornos psicóticos».

niciar la medicación inmediatamente. Cuéntenos ahora sobre un paciente adulto, por favor.

DR. URRA: Pues veamos el caso de Tomás:

> Tomás tiene 40 años y desde los 20 años vive en una residencia especializada en atender personas con TEA. La severidad de su enfermedad, de nivel 2 y con necesidad de cuidados intensos, imposibilitó que siguiera viviendo en casa. En la residencia, sin embargo, Tomás está a gusto y su familia muy conforme con la multitud de profesionales que de él se ocupan. De carácter generalmente afable, los cuidadores notaron un cambio en su comportamiento después de regresar de un paseo por el campo. Durante los días siguientes, en el comedor arrojaba sus platos a otros residentes, en una ocasión lastimando a uno de ellos; por las noches se negaba a entrar a su habitación; sus actos repetitivos aumentaron en frecuencia, particularmente uno nuevo, pues Tomás se frotaba el pie derecho continuamente. Se tornó muy difícil redireccionarlo a actividades productivas. Una noche se puso tan violento que hubo que llevarlo a urgencias, donde tuvieron que suministrarle una inyección para calmarlo. Se aprovechó esta visita para realizar un examen físico y tomar muestras de sangre para análisis que no revelaron ningún problema médico agudo. El equipo terapéutico se reunió con la familia para presentar una opción psicofarmacológica.

DR. KAPLAN: En casos de aparición brusca de agresividad, es necesario considerar una multitud de factores temporales que no representan en sí un empeoramiento de la enfermedad, sino una respuesta a un estrés. Algunos de ellos pueden ser el dolor debido a un problema médico, tan simple como una indigestión o más complejo, como un problema dental, pero también pueden existir condiciones médicas severas, efectos adversos de algún medicamento no psicofarmacológico que el paciente esté tomando, un residente nuevo que entra en conflicto con el paciente, la renuncia de un trabajador que se ocupaba del paciente, un traslado a otra habitación, etc. Es decir, cualquier tipo de cambio en la vida de una persona que no dispone de lenguaje para comunicar su problema, por lo que expresa su angustia a través de agitación psicomotora y agresividad. Una vez descartados todas las eventualidades posibles, en general se concluye que la agresividad se debe al propio desmejoramiento del TEA y se procede a considerar por lo general la posibilidad de iniciar un antipsicótico. ¿Qué ocurrió con el paciente?

DR. URRA: Un evento inesperado y bienvenido. Antes de la reunión con el equipo terapéutico, la madre de Tomás lo visitó en su habitación, donde lo encontró frotándose el pie derecho. Con amor de madre, le quito la media y revisó el pie cuidadosamente. ¡Descubrió un pequeño corte a nivel de la uña del dedo gordo! Era lo bastante superficial para pasar desapercibido en un examen en urgencias, pero suficiente para causar molestia al caminar. Seguramente, Tomás se hirió cuando se quitó el calzado durante la visita al campo. El personal de la residencia desinfectó el área y aplicó una crema calmante. A partir de esa noche misma, el comportamiento de Tomas regresó a su manera habitual. Antes de iniciar tratamiento farmacológico, se aconseja la participación de todas las especialidades conectadas con el paciente, incluyendo a la familia, en situaciones donde no haya una clara explicación para un cambio brusco de comportamiento.

10

TRASTORNOS DE ANSIEDAD

Los padres de Rosa, que ahora tiene 25 años, recuerdan que de niña sufría terrores nocturnos, dormía con la luz encendida y muchas mañanas amanecía en su cama matrimonial. Esto duró hasta la ESO, pues con el tiempo superó completamente el problema. Graduada en enfermería, aún vive con su familia debido a la falta de un empleo adecuado. Actualmente realiza turnos en una sala de primeros auxilios, aunque no le agrada atender casos graves. Desde hace unos meses, siente que su corazón late más rápido y de forma irregular, lo que la lleva a tomarse el pulso varias veces al día. Su preocupación ha crecido tanto que acudió dos veces a urgencias, convencida de estar sufriendo un ataque al corazón. En el ambulatorio, tras realizarle diversas pruebas que no revelaron problemas cardíacos, continúa inquieta, pensando que podría padecer una enfermedad rara, de esas que lee en sus libros de enfermería, que los médicos no han detectado. Al menos una vez a la semana se ausenta del trabajo porque se siente enferma, con dolores de cabeza, noches de insomnio y una creciente preocupación. En su tercera visita a urgencias, sin hallazgos clínicos, le recomendaron que consultara a un psicólogo, sugiriendo que sus síntomas podrían estar relacionados con el estrés. Rosa inició terapia cognitiva conductual pero, tras siete semanas, coincidiendo con una entrevista laboral fallida, experimentó dificultad para respirar, náuseas, sensación de que su corazón se detenía y dolor en el brazo izquierdo. En un estado de gran agitación, acudió al hospital universitario, desconfiando ya de los médicos de su centro. Allí, los especialistas diagnosticaron un trastorno de ansiedad generalizada con ataques de pánico. Le administraron un ansiolítico intramuscular que le brindó un rápido alivio y le recomendaron consultar a un psiquiatra para evaluar un tratamiento farmacológico continuado.

La ansiedad es un estado de agitación e inquietud caracterizado por la anticipación de un peligro inminente, con predominio de síntomas psicológicos y una sensación de catástrofe. Es una experiencia común en los seres humanos, formando parte de un mecanismo adaptativo normal diseñado para la supervivencia. Ante una amenaza física o emocional, el cuerpo activa automáticamente una respuesta conocida como «lucha o huida». Esta reacción, impulsada por los sistemas neurotransmisor[1] y hormonal, prepara física y mentalmente al organismo para enfrentar o escapar del peligro. La «respuesta de lucha o huida» incluye cambios como un aumento de la frecuencia cardíaca, un estado de alerta elevado y mayor disponibilidad de energía. La intensidad de esta respuesta varía desde niveles bajos, que pueden mejorar la concentración y el rendimiento (como en un

---

[1] Véase el capítulo 3, «Introducción a la psicofarmacología».

estudiante antes de un examen), hasta niveles altos, necesarios en situaciones de confrontación física. Sin embargo, cuando los sistemas de neurotransmisores presentan alteraciones patológicas, estímulos mínimos pueden desencadenar respuestas de ansiedad desproporcionadas, que interfieren significativamente en el funcionamiento del individuo. Estas respuestas patológicas, conocidas como trastornos de ansiedad, se caracterizan por reacciones que superan la magnitud del estímulo desencadenante.

El proceso diagnóstico

Los trastornos de ansiedad son uno de los problemas de salud mental más frecuentes en España. Según datos del Ministerio de Sanidad, la prevalencia ha aumentado significativamente, pasando del 6,19 % en 2016 al 10,65 % en 2022. Los especialistas suelen basarse en los criterios diagnósticos establecidos en el *Manual diagnóstico y estadístico de los trastornos mentales* de la American Psychiatric Association. Los trastornos de ansiedad agrupan a una gran cantidad de condiciones, como la ansiedad generalizada, los ataques de pánico, el trastorno obsesivo-compulsivo, el trastorno de estrés postraumático, el mutismo selectivo, la ansiedad social y fobias específicas. En la práctica, llegar al diagnóstico de uno de ellos específicamente con gran precisión puede ser complejo. Por ejemplo, un paciente podría presentar inicialmente ataques de pánico y, con el tiempo, manifestar síntomas característicos de ansiedad generalizada. Además, es fundamental descartar patologías médicas que puedan imitar los síntomas de la ansiedad, antes de confirmar un diagnóstico de origen emocional. Entre estas condiciones se incluyen enfermedades cardíacas, trastornos respiratorios, diabetes, hipertiroidismo, el abuso o el síndrome de abstinencia de sustancias como drogas o alcohol, e incluso ciertos tumores poco frecuentes. Se postula que los trastornos de la ansiedad emergen cuando se desarrolla un desequilibrio patológico en el sistema del neurotransmisor GABA[2]. No obstante, también se ha encontrado una asociación entre la ansiedad patológica y los desequilibrios en los sistemas noradrenérgico y serotoninérgico.

TRATAMIENTOS DISPONIBLES PARA LOS TRASTORNOS DE ANSIEDAD

Población adulta

Tratamientos no farmacológicos

Como hemos mencionado anteriormente, el abordaje primario en la mayoría de los trastornos emocionales leves consiste en aplicar métodos psicosociales. Concretamente, la terapia cognitiva conductual ha resultado muy efectiva para los trastornos de ansiedad. Cuando este enfoque inicial no surte los efectos deseados, los síntomas son muy agudos o no hay disponibilidad pronta de terapeutas especializados, se considera iniciar el tratamiento farmacológico.

Tratamientos farmacológicos

Existen tres clases de medicamentos aprobados para el tratamiento de los trastornos de ansiedad: antidepresivos, benzodiacepinas y otros fármacos.

---

[2] Véase el capítulo 3, «Introducción a la psicofarmacología».

Dado que los neurotransmisores serotonina y noradrenalina están involucrados tanto en la fisiopatología de la depresión como de la ansiedad, los *antidepresivos* resultan efectivos en ambas condiciones. Describimos estos medicamentos en detalle, incluyendo dosis y efectos adversos, en el capítulo dedicado al trastorno depresivo. Los antidepresivos aprobados específicamente para los trastornos de ansiedad incluyen los inhibidores selectivos de la recaptación de serotonina (ISRS): escitalopram, citalopram, fluoxetina, sertralina, paroxetina y fluvoxamina, así como los inhibidores de la recaptación de serotonina y noradrenalina (IRSN): venlafaxina y duloxetina. Solo el tricíclico clomipramina sigue utilizándose, principalmente para el trastorno obsesivo-compulsivo, aunque su toxicidad limita el uso.

Las *benzodiacepinas* se encuentran entre los grupos farmacológicos más recetados a nivel global. Su mecanismo consiste en potenciar la acción del neurotransmisor GABA[3]. Como mencionamos en el capítulo «Un país medicado», España está entre las naciones con mayor consumo de estos medicamentos. El uso de benzodiacepinas se cuestiona, en ocasiones de manera alarmista, por el riesgo de determinados efectos adversos en ciertos grupos, y ha generado tal controversia que algunos proponen la lisa y llana prohibición de estos medicamentos. Sin embargo, existe gran cantidad de enfermedades donde las benzodiacepinas juegan un papel fundamental en el alivio de síntomas. No solo son sumamente efectivas, sino que su disponibilidad desde hace décadas conlleva que los médicos estén ampliamente familiarizados con su perfil clínico. Junto a su uso en los trastornos de ansiedad, también están aprobadas para muchas otras

[3] Véase el capítulo 3, «Introducción a la psicofarmacología».

patologías, que incluyen los trastornos del sueño[4], convulsiones, síndrome de abstinencia alcohólica, contracturas musculares, catatonia y su aplicación en anestesia. No obstante, con respecto a los trastornos emocionales, existe una discrepancia entre las guías clínicas confeccionadas por expertos, que las recomiendan solo para tratamientos de corta duración, por la posibilidad de riesgos, y por otro lado su uso más crónico, que es habitual en la práctica médica.

Los doctores Steven L. Dubovsky y Dori Marshall, ambos de la Universidad de Buffalo, han sintetizado qué riesgos asociados parecen estar mejor respaldados por evidencia científica y cuáles, aunque generan preocupación, no siempre cuentan con un respaldo sólido en los datos disponibles. Entre los riesgos mayormente aceptados se mencionan: aumento del riesgo de mortalidad por suicidio cuando se ingieren junto con alcohol u opioides; mayor riesgo de adicción adicional en personas que ya tienen antecedentes de abuso de sustancias; síndrome de abstinencia grave producido por interrupción brusca de la benzodiacepina en personas que por abuso u otra razón consumen altas dosis; incremento en la morbilidad debido a caídas y deterioro cognitivo en adultos mayores. Nadie pone en duda que las benzodiacepinas poseen propiedades farmacológicas que pueden causar adicción en personas susceptibles. Sin embargo, esta susceptibilidad no parece manifestarse frecuentemente en pacientes que las usan bajo control médico para las indicaciones en las que cuentan con aprobación. Dos de los signos cardinales de adicción son la necesidad de aumentar la dosis de una sustancia para obtener un mismo efecto —fenómeno conocido como tolerancia— y de mantener el consumo por largos periodos de tiempo. En este

---

[4] Véase el capítulo 11, «Trastornos del sueño».

sentido, un estudio liderado por el doctor Thomas Wolff Rosenqvist, de la Universidad de Copenhague, es bastante esclarecedor. Se evaluaron aproximadamente un millón de personas, concluyendo que solo una pequeña minoría de pacientes que continuaron con el uso de benzodiacepinas durante tres años había incrementado la dosis y que muy pocos seguían usándolas más de siete años.

Aunque las benzodiacepinas se subclasifican como «ansiolíticos» —que describíamos en este capítulo— e «hipnóticos» —que detallamos en el capítulo dedicado a los trastornos del sueño—, los médicos suelen recetarlas indistintamente para ambas finalidades.

EFECTOS ADVERSOS DE LAS BENZODIACEPINAS

Sensación de cansancio y somnolencia
Mareos, confusión y falta de equilibrio
Trastornos del habla
Debilidad muscular
Estreñimiento y náuseas
Visión borrosa
Sequedad de boca
Disminución en la capacidad de formar nuevos recuerdos
Alteraciones cognitivas que provocan un mayor riesgo de accidentes laborales y de tránsito
En los ancianos en particular, aumento de riesgo de caídas
Precaución en su utilización durante enfermedades respiratorias
Contraindicación absoluta de uso conjunto con alcohol y extrema precaución junto a opioides, pues potencia los efectos adversos y aumenta el riesgo de letalidad en intento de suicido
Posibilidad de adicción fisiológica y psicológica
Posibilidad de síndrome de retirada (deben retirarse lenta y progresivamente para evitarlo)

Otros dos fármacos aprobados para tratar los trastornos de ansiedad son la *pregabalina* y la *hidroxizina*. La *pregabalina*, medicación anticonvulsiva, está aprobada en España —pero no en Estados Unidos— para el tratamiento de la ansiedad en dosis de 150 a 600 mg diarios. Se observan beneficios más rápidos que con los antidepresivos. Su perfil de seguridad es aceptable, siendo los efectos secundarios más comunes los mareos, somnolencia, náuseas, cefaleas, constipación, sequedad de boca, diarrea, insomnio y vómitos. Se ha descrito también un síndrome de retirada, pero no es muy frecuente. De hecho, una de las razones para recetar en remplazo de las benzodiacepinas es su bajo riesgo de adicción.

La *hidroxizina* es un antihistamínico que ha sido utilizado durante décadas para el tratamiento de la ansiedad y está aprobado para esta indicación tanto en Estados Unidos como en España. Las dosis en adultos oscilan entre 50 y 100 mg; en niños de hasta 40 kg de peso se recomienda no exceder 2 mg/kg/día. Aunque anteriormente se lo consideraba efectivo y con perfil de efectos adversos más benigno comparado con las benzodiacepinas, recientemente se ha confirmado que aumenta el riesgo de patologías cardíacas, por lo que se deben tener en cuenta estos riesgos antes de recetarlo.

Población infantil y juvenil

Tratamientos no farmacológicos

La ansiedad es un síntoma frecuente en niños y adolescentes, y no siempre indica la presencia de patología. Muchos casos de angustia en menores suelen estar vinculados a situaciones familiares o escolares transitorias, que generalmente se resuelven con apoyo parental o ajustes en el entorno escolar. No obstante, cuando los síntomas persisten y alcanzan un nivel de gravedad que afecta las relaciones familiares, sociales o el rendimiento académico, se recomienda una consulta profesional para descartar un posible trastorno de ansiedad. Por otro lado, según los doctores Tom Fryers y Terry Brugha, de la School of Health Sciences del New York Medical College, gran cantidad de estudios han demostrado que la ansiedad patológica en la infancia y adolescencia es un factor de riesgo para patologías psiquiátricas en la edad adulta, subrayando la importancia de su identificación y tratamiento como medida de prevención para la población general.

En los casos donde, tras una evaluación profesional, se confirme la presencia de un trastorno de ansiedad, se priorizan los abordajes no farmacológicos, particularmente la psicoterapia cognitiva conductual. En casos más graves, especialmente cuando los síntomas interfieren significativamente en el ámbito escolar, es recomendable considerar ajustes adicionales, como la posibilidad de escolarización en centros especializados conocidos como escuelas terapéuticas de día.

Tratamientos farmacológicos

Cuando las intervenciones no farmacológicas fracasan, se recomienda generalmente un antidepresivo. En Estados Unidos, la American Academy of Child and Adolescent Psychiatry recomienda el uso de ISRS aprobados para menores, la fluoxetina y escitalopram. Recientemente también se aprobó el IRSN duloxetina. En España, los medicamentos aprobados en menores se limitan a un solo trastorno específico, el trastorno obsesivo-compulsivo, e incluyen la fluvoxamina, sertralina y clomipramina (un antidepresivo tricíclico generalmente no utilizado como primera opción). En la práctica, como hemos mencionado anteriormente, el médico puede prescribir otros antidepresivos siguiendo el protocolo «fuera de ficha técnica».

Las benzodiacepinas no se aconsejan como tratamiento para la ansiedad infantil salvo en casos de ansiedad severa, aguda y transitoria, como la que se experimenta antes de una intervención quirúrgica. Y pueden emplearse en casos en los que otras medicaciones no hayan producido beneficios o hayan ocasionados efectos adversos inaceptables.

Población mayor

La comunidad médica expresa gran preocupación por la cantidad de medicamentos que reciben algunos adultos mayores, no solo por los efectos adversos acumulativos de cada fármaco, sino también por las posibles interacciones que pueden intensificarlos. Por ello, se recomienda que los pacientes de este grupo de edad y sus familiares mantengan conversaciones periódicas con sus médicos para evaluar qué medicamentos son realmente necesarios y cuáles podrían reducirse o suspenderse. En el caso de los trastornos de ansiedad, que son una consulta frecuente en atención primaria, se aconseja iniciar el tratamiento con intervenciones psicosociales, en especial la terapia cognitiva conductual. Si estas no resultan efectivas, antes de recurrir a la psicofarmacoterapia es fundamental descartar condiciones médicas subyacentes que pueden provocar ansiedad y cuyo manejo depende del tratamiento de la enfermedad de base. Entre las más frecuentes se incluyen las patologías cardiológicas, asma, hipertiroidismo, diabetes, desequilibrios electrolíticos y la enfermedad de Alzheimer.

Cuando se determina la necesidad de un psicofármaco, pueden considerarse las distintas opciones mencionadas en este capítulo. Sin embargo, el uso de benzodiacepinas como primera alternativa ha generado controversia debido a su asociación con efectos adversos cognitivos y mayor riesgo de caídas. Por ello, varias asociaciones médicas recomiendan evitar, en la medida de lo posible, su prescripción en la tercera edad. En este grupo, se sugiere iniciar el tratamiento con un antidepresivo y recurrir a una benzodiacepina solo cuando el uso de antidepresivos no sea factible, ya que estos no están exentos de posibles riesgos. Si se indica una benzodiacepina, es importante definir desde el inicio la duración del tratamiento y considerar la reintroducción de métodos psicosociales, incluso si antes no fueron efectivos, ya que pueden potenciarse con la medicación. Una vez alcanzada la estabilidad, se debe evaluar si es posible reducir la dosis y suspender el fármaco. No obstante, muchos pacientes se resisten por temor a la reaparición de la ansiedad o el insomnio, síntomas que sienten incapaces de manejar. En este sentido, contar con información clara sobre los beneficios y riesgos de las benzodiacepinas, como la que ofrece este libro, parece favorecer la posibilidad de interrupción. Por ejemplo, un estudio liderado por la doctora Cara Tannenbaum, de la Universidad de Montreal, concluyó que un tercio de los pacientes informados iniciaron conversaciones con sus médicos que llevaron a la reducción o interrupción del tratamiento con benzodiacepinas.

UN PSICÓLOGO CLÍNICO Y UN PSIQUIATRA DIALOGAN SOBRE LOS TRASTORNOS DE ANSIEDAD

DR. URRA: Los expertos coinciden en que el abordaje psicoterapéutico es de primera línea para los casos leves y algunos de los moderados, especialmente la terapia cognitiva conductual[5]. Se considera agregar una medicación al régimen en casos graves, especialmente aquellos donde las terapias psicosociales no hayan demostrado efectos positivos. Pero, entre tantas opciones farmacológicas, ¿cómo decidir cuál utilizar primero?

DR. KAPLAN: La ansiedad patológica es uno de los motivos de consulta más comunes en salud mental y, a raíz de ello, decenas de millones de personas reciben tratamiento farmacológico en todo el mundo. La selección del medicamento inicial, entre los aprobados para la indicación, depende de las preferencias del médico y del paciente. Esta situación ha generado una notable discrepancia entre los protocolos confeccionados por asociaciones profesionales y la práctica. Por consiguiente, pacientes con síntomas muy similares pueden estar recibiendo tratamientos muy diferentes y, sin embargo, obtener resultados igualmente efectivos.

DR. URRA: ¿Qué es lo que aconsejan los protocolos profesionales?

DR. KAPLAN: La mayoría de los protocolos recomienda comenzar con los antidepresivos aprobados para los trastornos de ansiedad. Pero no hay consenso sobre cuál de ellos probar primero ya que ningún antidepresivo ha demostrado ser más efectivo que otro. Por tanto, se siguen ciertas reglas generales no relacionadas con la efectividad para la selección del medicamento[6]. Con respecto a las benzodiacepinas, por los motivos que mencionamos anteriormente, las guías académicas las relegan a una segunda línea, aunque en la práctica clínica habitual las benzodiacepinas se recetan tan frecuentemente como los antidepresivos.

---

[5] Véase el capítulo 4, «Terapias no farmacológicas».

[6] Véase el capítulo 6, «Trastorno depresivo».

DR. URRA: ¿Qué abordaje sería entonces el más adecuado para Rosa, la paciente que presentamos al principio del capítulo?

DR. KAPLAN: Rosa padece un trastorno de ansiedad cuyos síntomas, aunque ya presentes en la juventud, habían desaparecido sin tratamiento hasta que un episodio de estrés los reactivó por completo. La psicoterapia sola no logró controlar los síntomas, que progresivamente afectaron su vida cotidiana. En esta situación, combinar un medicamento con terapia cognitiva conductual es la estrategia más adecuada. Tras evaluar las opciones, el psiquiatra de Rosa le prescribió sertralina, y después de ocho semanas experimentó un alivio que siguió mejorando en los meses siguientes con mínimos efectos adversos. Paralelamente, la terapia le permitió abordar y resolver los pensamientos negativos que desencadenaban sus ataques de pánico. Con una mentalidad más serena y confianza renovada en su carrera, Rosa decidió canalizar su experiencia para inspirar a niños con ansiedad. Finalmente, encontró un puesto importante en un centro educativo terapéutico, desde donde transmite optimismo y apoyo a quienes se enfrentan a desafíos similares.

DR. URRA: Continuemos con Aída, un ejemplo más complejo, pero no menos frecuente:

> Aída, de 30 años, llevaba meses en psicoterapia sin obtener mejoría en sus síntomas de ansiedad. Su psiquiatra, conocido por seguir las guías clínicas, pero también por priorizar el bienestar de sus pacientes, decidió iniciar tratamiento con el antidepresivo fluoxetina. Sin embargo, pocos días después comenzaron efectos adversos significativos, lo que llevó al cambio a sertralina y posteriormente a escitalopram, ambos antidepresivos. Aída no los toleró, desarrollando un efecto adverso frecuente en algunos pacientes, un aumento de la ansiedad incluso

con dosis mínimas. La situación generó frustración en la paciente, que expresó en terapia su desesperación ante lo que percibía como una falta de comprensión por parte del médico. ¿Por qué le recetaba medicaciones que producían ansiedad cuando su problema era la ansiedad? Esto la llevó a cuestionar la utilidad del tratamiento y considerar abandonarlo. Aunque Aída había leído sobre las benzodiacepinas como tratamiento efectivo para la ansiedad, se sentía preocupada por las noticias sobre el alto consumo y abuso de estos medicamentos en España, y dudaba en mencionarlo al psiquiatra. La terapeuta la animó a ser honesta con su médico, al que pudo revelar sus dudas.

DR. KAPLAN: Probablemente, en la siguiente visita el psiquiatra, una vez consciente de lo que está atravesando Aída, explicará que, si bien existen ciertas preocupaciones sobre el uso de las benzodiacepinas, en su caso se presentan como el siguiente paso más adecuado. Una vez repasados los posibles riesgos, concuerdan en interrumpir el escitalopram e iniciar la benzodiacepina alprazolam. Una de las diferencias más pronunciadas entre los antidepresivos y las benzodiacepinas es que estas últimas producen efectos terapéuticos mucho más rápido. Al cabo de una semana, Aída le comenta a su terapeuta que la nueva medicación ya le ha producido cierto alivio. Tras seis meses de tratamiento, dado que los síntomas habían casi desaparecido sin necesidad de incrementar la dosis inicial, paciente y médico deciden continuarlo y reevaluar su necesidad antes de finalizado el año. Aída también comenta que la mejoría en los síntomas agudos le permitió aprovechar la psicoterapia de forma más efectiva.

DR. URRA: ¿Era esta la única opción para Aída?

DR. KAPLAN: No. Existe otra, bastante utilizada, que consiste en no interrumpir el antidepresivo, combinándolo con una benzodiacepina. Generalmente, esto causa alivio rápidamente, controla la posible agitación producida por el antidepresivo y permite esperar el tiempo suficiente de seis a ocho semanas para que este actúe. Una vez transcurrido este tiempo, se retira la benzodiacepina y en gran número de pacientes el tratamiento puede continuar solo con el antidepresivo. Esta estrategia disminuye las preocupaciones sobre los riesgos de las benzodiacepinas en tratamientos de largo alcance, ya que se utilizan temporalmente. En el caso de Aída, que no estaba dispuesta a continuar con un antidepresivo, la monoterapia con benzodiacepina era la mejor opción.

DR. URRA: ¿Deben entonces recomendarse las benzodiacepinas o no?

DR. KAPLAN: Este es un debate continuo. Por ejemplo, la Agencia Española de Medicamentos y Productos Sanitarios publicaba en 2006: «A pesar del riesgo de dependencia farmacológica, toxicidad conductual y efectos en el rendimiento psicomotor, la realidad es que son fármacos muy seguros y se emplean en periodos prolongados sin problemas significativos en la mayoría de los casos». Pero, en su informe de 2014, la agencia enfatizó los riesgos: «*El consumo a largo plazo de estos psicofármacos está asociado a una serie de riesgos para la salud de la población*». El debate también tiene lugar, como mencionamos más arriba, en las publicaciones científicas en Estados Unidos. La prescripción de benzodiacepinas sigue siendo elevada, debido en parte a la percepción generalizada de que estos medicamentos presentan menos peligros de los que algunos estudios especifican, y a que los antidepresivos tampoco están exentos de efectos adversos. Los especialistas concuerdan en que ambas clases de psicofármacos son igualmente efectivos en el tratamiento de los trastornos de ansiedad. Es fundamental entonces que los pacientes debidamente informados de los posibles riesgos y beneficios decidan junto a sus médicos si las benzodiacepinas o los antidepresivos constituyen la mejor opción, así como si es necesario continuar con el tratamiento a largo plazo.

DR. URRA: No presentamos aquí los abordajes del trastorno obsesivo compulsivo y estrés postraumático, pero queremos destacar que todas las opciones farmacológicas que mencionamos en este capítulo se utilizan en estos diagnósticos. Y que, aun cuando se consideran opciones farmacológicas, es de suma importancia continuar con psicoterapia, sin la cual los resultados suelen ser menores que los obtenidos con el tratamiento combinado.

11

TRASTORNOS DEL SUEÑO

Alba está llena de entusiasmo por comenzar su nuevo trabajo dentro de un mes, un importante avance en su carrera que, además, viene acompañado de un aumento significativo de sueldo. A sus 27 años, será una de las personas más jóvenes en ocupar ese puesto, lo que la llena de orgullo y emoción. Siente que este es un paso hacia una vida más madura. Planea mudarse de su modesto apartamento a uno más lujoso. Sin embargo, a medida que pasan los días, empiezan a surgir dudas que la inquietan por las noches. La incertidumbre sobre si será capaz de cumplir con las exigencias del nuevo puesto le quita el sueño, y su descanso se reduce a apenas cuatro horas por noche. En un intento desesperado por relajarse, comienza a tomar de tres a cuatro copas de vino antes de acostarse, pero esto no alivia su insomnio ni sus preocupaciones. Al iniciar el nuevo trabajo, Alba logra calmarse momentáneamente y su sueño mejora ligeramente, pero los pensamientos negativos se intensifican pronto. Ahora, convencida de que no estaba preparada desde el principio, se obsesiona con la idea de que la falta de concentración y el cansancio terminarán por costarle el puesto. Decide finalmente consultar con su médico para que le recete «algo» para dormir.

El proceso diagnóstico

El sueño es un estadio fisiológico esencial y necesario para el funcionamiento normal del individuo. La falta de descanso adecuado genera dificultades en la actividad cerebral, la memoria, la inmunidad, la energía y la regulación de la temperatura. Por tanto, las consecuencias adversas incluyen no solo incomodidad y fatiga, sino también un aumento en la incidencia de accidentes de tráfico y laborales, efectos en la salud física y mayor riesgo de obesidad, diabetes, hipertensión y muerte prematura.

En una reunión de amigos, suelen escucharse este tipo de cosas. El marido comenta: «He dormido fatal estos días, me paso la noche despierto»; sin embargo, la mujer responde: «¡Pero si te vas a la cama a las nueve, cierras los ojos y hasta roncas! Eres tú quien no me deja dormir a mí». Para evaluar si la calidad del sueño es normal, se tiene en cuenta solo el punto de vista de la persona que lo sufre, no el de otros, y no solo la dificultad para conciliar el sueño, sino también su duración. El problema se considera patológico si la dificultad para dormir afecta el funcionamiento adecuado en las áreas social, laboral o académica. Existen varias clasificaciones de los trastornos del sueño y sus causas, entre ellas las que ofrece la tercera edición-TR del manual de la American Academy of Sleep Medicine, *International Classification of Sleep Disorders*, y la quinta edición-TR del *Manual diagnóstico* de la American Psychiatric Association. De las diversas entidades clasificadas bajo el grupo trastornos del sueño, que también incluye la apnea del sueño, nos centraremos únicamente en el *insomnio*, que en casos graves requiere una consulta psiquiátrica.

El descanso normal está regulado por múltiples mecanismos fisiológicos que controlan el ciclo de sueño y vigilia. Este ritmo está regulado por neurotransmisores, incluyendo melatonina, GABA y serotonina, entre otros. La cantidad de tiempo de sueño considerada suficiente varía con la edad. La mayoría de los adultos necesitan entre siete y ocho horas y media, los lactantes requieren mucho más y los ancianos menos.

La falta de sueño es una de las quejas más frecuentes entre las personas, siendo especialmente común en ancianos y mujeres. En la mayoría de los casos, el insomnio agudo es transitorio y está relacionado con situaciones de estrés psicosocial, resolviéndose espontáneamente una vez superada la circunstancia. El insomnio crónico, en cambio, tiene otras causas y con frecuencia requiere tratamiento médico. Se asocia a menudo con comorbilidades psiquiátricas como depresión, ansiedad, abuso de sustancias o trastorno bipolar. También puede estar vinculado a diversas enfermedades, entre ellas dolor nocturno, reflujo gastroesofágico y trastornos cardíacos o respiratorios. Por ello, resulta fundamental realizar una evaluación exhaustiva para llegar al diagnóstico preciso, que incluirá estudios específicos como análisis sanguíneos, polisomnografía y otros. En algunos casos, no se identifica una causa concreta para el insomnio. Según el Ministerio de Sanidad, en España un 8,16 % de la población adulta presentaba trastorno del sueño en 2022.

Tratamientos disponibles para el insomnio

Cuando la evaluación médica revela una patología subyacente, se implementa un tratamiento enfocado en esa causa. En caso de que el insomnio se deba a un trastorno psiquiátrico, se implementará el tratamiento farmacológico y psicosocial específico para dicha condición.

Población adulta

Tratamientos no farmacológicos

En ausencia de una patología subyacente, el tratamiento de primera linea para el insomnio se basa en enfoques no farmacológicos. El primer paso es modificar ciertos hábitos personales que podrían estar contribuyendo al problema, en un proceso conocido como establecer una buena «higiene del sueño». Según el Ministerio de Sanidad español, la estrategia incluye evitar el uso de fármacos que afecten el sueño, eliminar el consumo de alcohol, cafeína y nicotina, cenar al menos tres horas antes de acostarse, no hacer siestas, mantener horarios regulares para dormir y despertar, limitar el uso de la cama a actividades relacionadas exclusivamente con el descanso y el sexo (evitando, por ejemplo, ver televisión o usar el móvil en el dormitorio). Si no se logra conciliar el sueño en quince o veinte minutos, se sugiere levantarse de la cama, sentarse en un sillón cómodo y realizar una actividad relajante antes de retornar a la cama para intentar dormir nuevamente.

Mejorar la higiene del sueño, que se implementa por cuenta propia, puede ser beneficioso como abordaje único en algunos casos, pero aún más en combinación con psicoterapia. Específicamente, según el equipo liderado por el doctor Michael T. Smith de la Universidad de Rochester en Estados Unidos, la terapia cognitiva conductual ha demostrado una eficacia comparable a la de los tratamientos farmacológicos. Además, las guías profesionales la recomiendan como primera opción en la mayoría de los casos por su perfil sin efectos secundarios adversos y porque sus logros tienden a perdurar en el tiempo, mientras que los efectos de los medicamentos suelen desaparecer tras su interrupción.

Tratamientos farmacológicos

A pesar de que el tratamiento no farmacológico se considera como el más adecuado para el insomnio, y debe en la mayoría de los casos ser la primera recomendación, el uso de *medicamentos hipnóticos* es una práctica común y ampliamente extendida. Hay una gran variedad de opciones farmacológicas. Muchos pacientes optan por comenzar con remedios caseros como tés sin cafeína y preparados a base de hierbas (como pasiflora y valeriana), que se venden sin receta y son ampliamente consumidos por la población. También se pueden adquirir medicaciones sin receta, de la clase de antihistamínicos como la doxilamina y la difenhidramina, pero cuya eficacia no está comprobada en el tratamiento del insomnio crónico. Es mejor evitarlas en niños y ancianos por el riesgo de provocar delirio, retención urinaria y estreñimiento, a dosis elevadas. Con respecto a la psicofarmacología propiamente dicha, los medicamentos que requieren prescripción médica incluyen las benzodiacepinas, los hipnóticos no benzodiacepínicos y otros compuestos específicos.

Las *benzodiacepinas*[1] se emplean para tratar diversas condiciones, incluyendo el insomnio, por su función hipnótica. Aunque oficialmente se clasifican en hipnóticas y ansiolíticas, en la práctica clínica se utilizan de manera flexible, basándose en la experiencia y preferencia de médicos y pacientes. Todas comparten el mismo mecanismo de acción, potenciando el neurotransmisor GABA, que genera efectos tanto ansiolíticos como hipnóticos. Aunque el riesgo de adicción asociado ha sido cuestionado recientemente[2], se trata de evitar el uso prolongado, aunque en la práctica es común que los médicos receten «fuera de ficha técnica» por largos periodos de tiempo. Un factor clave para hacer una selección entre las muchas benzodiacepinas disponibles es la duración de su efecto en el organismo.

Para quienes tienen dificultad para conciliar el sueño, se suelen preferir fármacos de acción rápida y vida media corta, como midazolam o lormetazepam, ya que actúan con rapidez y se metabolizan en poco tiempo, minimizando posibles efectos adversos diurnos. En cambio, en casos de despertares frecuentes o dificultad para mantener el sueño, es más conveniente optar por opciones de duración más prolongada, como lorazepam, que proporciona un efecto sostenido a lo largo de la noche.

Los *hipnóticos no benzodiacepínicos* se conocen como «fármacos Z». Fueron diseñados para actuar sobre una parte del receptor GABA con mayor especificidad en el sueño, reduciendo los efectos ansiolíticos y relajantes musculares. En su introducción, se destacaba el potencial para un perfil de seguridad superior al de las benzodiacepinas tradicionales. Sin embargo, en la práctica, ocasionan efec-

---

[1] Véase el capítulo 10, «Trastornos de ansiedad».

[2] Ídem.

tos secundarios similares como problemas cognitivos, de comportamiento, psicomotores y adicción. En España están aprobados el zolpidem y la zopiclona, que tienen un comienzo de acción rápido, tanto que se aconseja que el paciente los tome ya en el lecho o a punto de acostarse. Cabe destacar que el zolpidem puede dar lugar a comportamientos inusuales como sonambulismo, conducir mientras se está dormido y comer dormido.

Otro agente utilizado como hipnótico es la melatonina, un neurotransmisor involucrado en la regulación del ciclo vigilia/sueño. En Estados Unidos se comercializa como un suplemento vitamínico sin necesidad de receta. Aunque no existen ensayos exhaustivos que avalen su eficacia, su uso es generalizado y se encuentra disponible en supermercados. Su efectividad en la población infantil es anecdótica, pero su bajo perfil de efectos adversos la ha popularizado. En España, la melatonina se obtiene bajo receta y está aprobada para el tratamiento del insomnio en mayores de 55 años en dosis de 2 mg diarios. Un informe confeccionado por el Ministerio de Sanidad la menciona como tratamiento de primera línea en esta población. En Estados Unidos se ha aprobado bajo receta el ramelteon, un análogo sintético más potente que la misma melatonina, pero no en España.

En Estados Unidos los *antipsicóticos* no están aprobados para tratar el insomnio, y su uso con este fin se desaconseja activamente debido al riesgo de efectos adversos que no justifican su empleo en una condición tratable con opciones más seguras. Sin embargo, su uso es adecuado cuando la falta de sueño se manifiesta en el contexto de un trastorno psicótico. En España, aunque existe una combinación de 50 mg del antipsicótico sulpirida con 5 mg de diazepam, aprobada para el tratamiento del insomnio, su uso es poco frecuente.

Los antidepresivos mirtazapina, trazodona y doxepina se utilizan frecuentemente en Estados Unidos para tratar el insomnio, aunque solo la doxepina cuenta con la aprobación específica. En España, ninguna de estas tres opciones ha sido aprobada para este uso, pero se las utiliza «fuera de ficha técnica».

Los hipnóticos tradicionales actúan prolongando el tiempo de sueño. La *orexina*, un neurotransmisor descubierto recientemente que promueve la vigilia, ha abierto un nuevo enfoque en el tratamiento del insomnio. Un ejemplo es el daridorexant, un medicamento aprobado en España, que bloquea los receptores de orexina y, en lugar de prolongar el sueño como los hipnóticos convencionales, reduce el estado de alerta facilitando un inicio de sueño más natural. Administrado en dosis de 25 a 50 mg por noche, se presenta como una alternativa con un perfil de seguridad más favorable en comparación con los agentes tradicionales. Sin embargo, debido a su reciente introducción y menor conocimiento, se recomienda su uso cuando los métodos convencionales no han sido efectivos, teniendo en cuenta que, como cualquier hipnótico, podría llegar a generar efectos adversos similares.

Población infantil y juvenil

La dificultad para conciliar el sueño es común en los menores de edad. El enfoque principal es psicosocial e incluye educar a los padres sobre las características normales del sueño según la edad, así como promover una adecuada higiene del sueño y, cuando fuera necesario, implementar las psicoterapias mencionadas previamente. Solo cuando estas estrategias fracasan, y bajo estricta supervisión pediátrica que descarte patologías médicas y psiquiátricas, se considera el tratamiento farmacológico.

Población mayor

Como en todas las edades, para el tratamiento del insomnio, el enfoque inicial en la población mayor también debe ser psicosocial. Idealmente, solo cuando este no produce el efecto esperado, se considera la psicofarmacología. El uso de benzodiacepinas y sus controversias se ha abordado en detalle en el capítulo sobre trastornos de ansiedad. Como se mencionó anteriormente, para el insomnio en la tercera edad, en España está aprobada la melatonina, una opción con menor riesgo de efectos adversos.

UN PSICÓLOGO CLÍNICO Y UN PSIQUIATRA DIALOGAN SOBRE LOS TRASTORNOS DEL SUEÑO

DR. URRA: ¿En qué casos de insomnio se recomienda medicación?

DR. KAPLAN: Como ya hemos dicho, es muy importante tener en cuenta que la farmacología debe considerarse solo cuando los enfoques no farmacológicos han fallado. El abordaje de primera línea consiste en comenzar con mejorar la higiene del sueño y, si es necesario, implementar una terapia cognitiva conductual. Sin embargo, si no hay terapeutas disponibles o no ha dado los resultados esperados, se puede recurrir a la medicación como alternativa, aunque solo por el menor tiempo posible para reducir el riesgo de dependencia y otros efectos adversos.

DR. URRA: Con tantas opciones farmacológicas, ¿cómo decidir cuál es la mejor?

DR. KAPLAN: La selección del medicamento depende de múltiples factores. En primer lugar, los casos de insomnio agudo causado por circunstancias psicosociales no deben medicarse ya que suelen resolverse naturalmente. Para el insomnio crónico, donde la farmacología sí tiene su papel, hay que tener en cuenta la edad del paciente, el tipo de insomnio (dificultad para iniciar el sueño o para mantenerlo) y las preferencias tanto del paciente como del médico. Esto permite adaptar el tratamiento a las necesidades específicas y optimizar los resultados.

DR. URRA: Pero ¿cómo interactúan más detalladamente estos factores en la selección?

DR. KAPLAN: En pacientes de la tercera edad, es preferible evitar el uso de benzodiacepinas y medicamentos similares debido al mayor riesgo de efectos adversos como confusión y caídas. Como alternativa inicial, se sugiere el uso de melatonina o antidepresivos sedantes en dosis bajas, reservando las benzodiacepinas únicamente para situaciones extremas. En adultos, la elección del tratamiento depende del patrón específico del insomnio. Si la principal dificultad es conciliar el sueño, se recomiendan las Z, que tienen un inicio de acción rápido, o benzodiacepinas de acción breve. Por el contrario, cuando el problema es el despertar precoz, son más apropiadas las benzodiacepinas de vida media intermedia o prolongada, ya que sus efectos se extienden durante más tiempo. Sin embargo, es importante tener en cuenta que los agentes de vida media prolongada pueden aumentar la probabilidad de efectos adversos durante el día, lo que debe ser cuidadosamente evaluado antes de decidir el tratamiento. Aunque inicialmente se consideró que las Z eran más seguras que las tradicionales, con el tiempo se ha observado que sus perfiles de riesgo no son tan distintos, lo que resalta la necesidad de una evaluación individualizada en cada caso.

DR. URRA: Una de las preocupaciones con respecto al uso de hipnóticos es la presencia de efectos adversos durante el día. ¿Cuáles son los riesgos?

DR. KAPLAN: Como en toda buena práctica médica, es fundamental realizar una evaluación cuidadosa de la relación costes-beneficios de los hipnóticos. Consideremos el riesgo de problemas cognitivos diurnos y su efecto en la capacidad de conducir. Los accidentes de tráfico tienen múltiples causas, incluidas la fatiga directamente producida por los trastornos como la somnolencia diurna asociada al uso de hipnóticos. Por el momento, no hay estadísticas concluyentes que determinen si el riesgo asociado a la medicación supera el de conducir sin tratamiento. Por tanto, se aconseja que los pacientes con trastornos del sueño eviten conducir hasta no ser tratados y mientras inician el tratamiento hasta que la posibilidad de la fatiga diurna haya mejorado. Además, abstenerse de combinar alcohol con un hipnótico es esencial ya que potencia los efectos sedantes del medicamento.

DR. URRA: Apliquemos ahora lo aprendido al caso de Alba, la joven presentada al inicio del capítulo. Se trata de una persona sin antecedentes médicos cuyo insomnio surge de forma abrupta en respuesta a un estrés claramente identificado, pero se ha cronificado. Su médico de atención primaria muestra preocupación al notar que la situación ha empeorado y Alba ha recurrido al alcohol como intento de solución. El médico comenta que es común que las personas utilicen el alcohol como sedante ya que, tras ingerir una cantidad considerable, suele producir somnolencia. Sin embargo, este efecto es breve y, una vez pasado el estado inicial de sedación, el alcohol interfiere en el sueño normal. De hecho, este fenómeno es tan marcado que resulta difícil encontrar a un bebedor habitual que no se queje de insomnio. Para prevenir una evolución desfavorable en el caso de Alba, el médico recomienda iniciar una terapia cognitiva conductual, eficaz para el insomnio y además para cuestionar y modificar creencias erróneas, como la idea de que ha pasado repentinamente de ser una persona eficiente a alguien incapaz, cuando en realidad siempre ha demostrado ser altamente productiva.

Las fichas técnicas de las benzodiacepinas hipnóticas y ansiolíticas, elaboradas por agencias gubernamentales, establecen que su uso está indicado cuando los síntomas afectan significativamente la vida del paciente. Esto significa que el gobierno español no prohíbe su prescripción en casos como el de Alba, cuya funcionalidad se ha visto gravemente alterada. No obstante, los protocolos de las asociaciones médicas priorizan los abordajes psicosociales antes de recurrir a opciones farmacológicas. Es cierto que la limitada oferta de este tratamiento en el sistema público de salud posiblemente podría retrasar su inicio en dicho ámbito. Sin embargo, el médico no considera que la prescripción inmediata de hipnóticos sea la mejor opción en su caso y explica que el abordaje psicosocial es la opción inicial más adecuada. Existen excepciones a esta recomendación, como la escasez de terapeutas capacitados o la negativa del paciente a seguir dicho enfoque. En última instancia, la decisión recae en el paciente, que, tras recibir información sobre los riesgos y beneficios, elige el tratamiento más adecuado para su caso. En este proceso, los pacientes valoran diversos factores, como la recomendación médica, el costo económico y el tiempo requerido. Desde esta perspectiva, si el abordaje psicosocial no se encuentra accesible a un coste que el paciente considera razonable, no habría nada inapropiado en que un médico recete un psicofármaco. No obstante, en el caso de

Alba, dado que la terapia cognitiva conductual es de corta duración y su coste es limitado, decide optar por una consulta privada en caso de no poder acceder a este tratamiento en el sistema público.

DR. KAPLAN: Pero una gran cantidad de pacientes se enfrentan a un insomnio crónico para el que no se halla una causa subyacente, por ejemplo:

> Ramona, de 40 años, sufre de insomnio crónico que no ha respondido a los tratamientos habituales. Sabe del valor de la terapia cognitiva, que la ha ayudado a superar varios conflictos interpersonales y autoestima, pero no el insomnio. A pesar de mantener una higiene del sueño razonable, no consumir drogas ni alcohol y haber probado varias medicaciones hipnóticas, aún no duerme más de cinco horas por noche. En particular, le cuesta mucho conciliar el sueño, permaneciendo despierta rutinariamente hasta las tres de la mañana. Durante el día se siente cansada, comete errores en el trabajo y, al llegar la noche, se angustia porque sabe lo que le espera. Si bien conserva su carácter optimista, cada vez le resulta más difícil disfrutar de la vida. Su médico de atención primaria la deriva al psiquiatra para considerar otras opciones.

DR. URRA: ¿Cómo procedería en este caso?

DR. KAPLAN: No existe, desafortunadamente, un camino único. Un psiquiatra cuenta con más experiencia en la combinación de medicaciones y en sus usos fuera de ficha técnica. El insomnio crónico es una condición que afecta profundamente a la calidad de vida y frecuentemente se acompaña por este motivo de un decaimiento anímico. Cuando esto ocurre, es difícil concluir si se trata de un trastorno depresivo subclínico que genera insomnio o de un insomnio crónico que conduce al malestar anímico. Por eso, el psiquiatra probablemente disminuirá la dosis del fármaco Z que Ramona estaba tomando y agregará un antidepresivo como la mirtazapina o trazodona, alternando las combinaciones subsecuentemente con dosis escaladas hasta llegar a un buen resultado. De continuar el fracaso terapéutico, podría considerarse la combinación de diazepam con el antipsicótico sulpirida, aprobada para el insomnio en España. En casos más complejos y resistentes, se podría recurrir, en modalidad «fuera de ficha» a antipsicóticos sedantes como la quetiapina, utilizándolos ya sea como monoterapia o en combinación con un antidepresivo. Estas estrategias, aunque eficaces en la mayoría de los casos, conllevan un alto riesgo de efectos adversos que pueden ser difíciles de manejar. Pero, si estas medidas fracasan, resultará crucial revisar el diagnóstico de insomnio crónico y explorar posibles patologías médicas y psiquiátricas subyacentes que podrían haberse pasado por alto durante la evaluación inicial.

DR. URRA: Uno de los principios éticos más fundamentales para los clínicos es «Primero, no hacer daño». No hay evidencia científica que respalde la idea de que un clínico, por falta de tiempo en consulta, recetará un fármaco sin estar plenamente convencido de que es la mejor opción para el paciente. Los médicos comprenden que el tratamiento de elección para la mayoría de las personas con insomnio agudo es el no farmacológico. Un paciente bien informado no solo es el mejor aliado para explorar conjuntamente alternativas que no impliquen medicación, sino que, cuando esta sea necesaria, antes de iniciarla, comprenderá plenamente los riesgos y beneficios asociados.

RECURSOS ADICIONALES EN LA NUBE

Se recomienda visitar los siguientes sitios para profundizar en los temas que hemos desarrollado en el texto. Los enlaces llevan a fuentes gubernamentales o altamente confiables. Sin embargo, los autores no son responsables de la veracidad del contenido, ni mantienen ningún tipo de relación comercial con las entidades.

BUSCADORES DE MEDICAMENTOS

Centro de Información online de Medicamentos de la Agencia Española de Medicamentos y Productos Sanitarios CIMA

CIMA es una «aplicación para realizar consultas bajo distintos criterios, de manera que se obtengan distintos niveles de detalle de la información de los medicamentos. La información mostrada hará referencia a la disponibilidad del medicamento en oficinas y/o servicios de farmacia, dando detalles de sus situaciones de autorización, estados de comercialización y los posibles problemas de suministro. Todas las características de interés de un medicamento se encuentran recopilados en el detalle del mismo. Estas se presentan junto con el prospecto, ficha técnica y demás información necesaria en un medicamento». Este buscador es útil, fácil de usar y la consulta es gratuita.

https://www.aemps.gob.es/cima/publico/buscadoravanzado.html

DAILYMED

Este buscador de información sobre medicamentos forma parte de la Biblioteca Nacional de Medicina Estadounidense (U.S. National Library of Medicine), órgano del Ministerio de Salud estadounidense (U.S. Department of Health & Human Services). Permite consultar el prospecto actualizado de cada medicamento autorizado para su comercialización en Estados Unidos. La consulta es gratuita.

https://dailymed.nlm.nih.gov/dailymed/

BUSCADORES DE REFERENCIAS BIOMÉDICAS

SciELO España

De acuerdo con la propia página, «Scielo España es una biblioteca virtual formada por una colección de revistas científicas españolas de Ciencias de la Salud seleccionadas de acuerdo a unos criterios de calidad preestablecidos». Los artículos están en lengua española y la consulta es gratuita.

http://scielo.isciii.es/scielo.php

PUBMED

Este buscador contiene más de 28 millones de citas publicadas en la literatura científica. Es parte de la Biblioteca Nacional de Medicina estadounidense. La información se ofrece en inglés, pero también se pueden encontrar publicaciones en español. Al introducir el nombre genérico del medicamento, se accede a toda la información académica existente sobre el fármaco. La consulta es gratuita.

https://pubmed.ncbi.nlm.nih.gov/

BUSCADORES DE ESTADÍSTICAS GUBERNAMENTALES OFICIALES

Instituto Nacional de Estadística (España)

https://www.ine.es/

U.S. Centers for Disease Control and Prevention (Estados Unidos)

https://www.cdc.gov/

REGISTRO DE ESTUDIOS DE INVESTIGACIÓN

CLINICALTRIALS.GOV

La base de datos, compilada por la Biblioteca Nacional de Medicina estadounidense, contiene información sobre miles de ensayos clínicos que se realizan actualmente en 204 países. Provee información sobre nuevos agentes que están siendo estudiados en distintas fases de investigación. Algunos de estos fármacos obtendrán resultados terapéuticos positivos, pero otros no lo lograrán. La consulta es gratuita.

https://clinicaltrials.gov/

Escalas para evaluar síntomas

Escala Columbia para evaluar el riesgo de suicidio

Es un instrumento fiable y válido para evaluar la ideación y la conducta suicidas en la práctica clínica. Originalmente en inglés, fue validada en español. En la página se pueden obtener las versiones traducidas a nuestro idioma. La consulta es gratuita.

http://cssrs.columbia.edu/the-columbia-scale-c-ssrs/cssrs-for-communities-and-healthcare/#filter=.general-use.english

Escalas de Conners para evaluar el TDAH

Es el instrumento más utilizado para detectar la presencia de TDAH y problemas asociados, recogiendo la información con versiones para alumnos, padres y profesores. Se ha traducido al español y puede obtenerse comercialmente.

https://storefront.mhs.com/collections/conners-ci-spanish#product_grid-CUESTIONARIO M-

M-CHAT para la detección del autismo

Es una herramienta de detección en dos etapas que responden los padres para evaluar el riesgo de trastorno del espectro autista. Está disponible para su descarga gratuita para propósitos clínicos, de investigación y formativos.

https://www.mchatscreen.com/wp-content/uploads/2022/03/Spanish-M-CHAT-R-FUI_Spain_Feb2022_rev.pdf

Asociaciones profesionales

Sociedad Española de Psiquiatría y Salud Mental
https://sepsm.org/

Asociación Española de Psiquiatría de la Infancia y la Adolescencia
https://aepnya.es/

Academia de Psicología de España
https://www.academiapsicologia.com/

American Psychiatric Association
Página en español: https://www.psychiatry.org/patients-families/la-salud-mental

American Academy Child and Adolescent Psychiatry
https://www.aacap.org/
Introduciendo la palabra «spanish» en el buscador aparece gran cantidad de información en español.

American Psychological Association
https://www.apa.org/
Introduciendo la palabra «spanish» en el buscador aparece gran cantidad de información en español.

Consejo General de la Psicología de España
https://www.cop.es/index.php

Sociedad Española de Psicología Clínica
https://www.anpir.org/

ASOCIACIONES DE AUTOAYUDA

Federación Española de Autismo
https://fespau.es/

BIBLIOGRAFÍA

Introducción

Álvarez, F. J., «La prescripción de fármacos fuera de indicación en patología dual: hoja de información al paciente y consentimiento», *Revista de Patología Dual*, 1(3), 12, 2014.

American Psychiatric Association, *Manual diagnóstico y estadístico de los trastornos mentales, DSM-5-TR*, Editorial Panamericana, quinta edición, texto revisado, 2022.

Clever, S., «Primary care patients' involvement in decision-making is associated with improvement in depression», *Medical Care*, 44(5), 2006, págs. 398-405.

Ministerio de Sanidad, *Informe anual del Sistema Nacional de Salud,* https://www.sanidad.gob.es/estadEstudios/estadisticas/sisInfSanSNS/tablasEstadisticas/InfAnualSNS2023/INFORME_ANUAL_2023.pdf, consultado el 21 de octubre de 2024.

Organización Mundial de la Salud, *Trastornos mentales,* https://www.who.int/es/news-room/fact-sheets/detail/mental-disorders, consultado el 21 de octubre de 2024.

The Lancet, «Global, regional, and national burden of 12 mental disorders in 204 countries and territories, 1990-2019: a systematic analysis for the Global Burden of Disease Study», *Lancet Psychiatry*, vol., tomo 2, 2019, págs. 137-150.

Villagrán, J. M., Ruiz-Granados, I., González-Saiz, F., «Aspectos conceptuales sobre el proceso de decisión compartida en salud mental», *Revista de la Asociación Española de Neuropsiquiatría*, 2015, 35(127), 2015, págs. 455-472.

Capítulo 1. Un país medicado

Agencia Española de Medicamentos y Productos Sanitarios, https://www.aemps.gob.es/medicamentos-de-uso-humano/observatorio-de-uso-de-medicamentos/informes/, consultado el 3 de septiembre de 2024.

Agencia Española de Medicamentos y Productos Sanitarios, *Cómo se regulan los medicamentos y productos sanitarios en España,* https://www.aemps.gob.es/publicaciones/publica/regulacion_med-PS/v2/docs/reg_med-PS-v2-light.pdf, consultado el 8 de septiembre de 2024.

Braslow, J. T. y Marder, S. R., «History of Psychopharmacology», *Annual Review of Clinical Psychology* 15, 2019, págs. 25-50.

CIVIO, https://civio.es/medicamentalia/2021/03/09/acceso-a-la-salud-mental-en-europa-espana/, consultado el 1 de diciembre de 2025.

Clever, S., «Primary care patients' involvement in decision-making is associated with improvement in depression», *Medical Care,* 44(5), 2006, págs. 398-405.

El País, «La misión imposible de la terapia psicológica en la sanidad pública: "Con citas cada mes y medio no estableces vínculo con el paciente"», https://elpais.com/sociedad/2023-01-25/la-mision-imposible-de-la-terapia-psicologica-en-la-sanidad-publica-con-citas-cada-mes-y-medio-no-estableces-vinculo-con-el-paciente.html, consultado el 30 de diciembre de 2024.

El Periódico de España, «España, uno de los países con mayor consumo de psicofármacos del mundo», https://www.epe.es/es/sanidad/20220707/paises-mayor-consumo-psicofarmacos-espana-14024527, consultado el 9 de septiembre de 2024.

Hardy, K., «Paleomedicine and the evolutionary context of medicinal plant use», *Revista Brasileira de Farmacognosia* 31(1), págs. 1-15, 2021.

Henking, C., Reeves, A., Chrisinger, B., «Global inequalities in mental health problems: understanding the predictors of lifetime prevalence, treatment utilization and perceived helpfulness across 111 countries», *Preventive Medicine*, vol. 177, 2023.

Himmelstein, K., Tsai, A. C., Venkataramani, A. S., «Wealth redistribution to extend longevity in the US», *Jamaican International Medical Review,* 84(3), 2024, págs. 311-320.

Irving, G., *et al.*, «International variations in primary care physician consultation time: A systematic review of 67 countries», *BMJ Open*, 7, 2017

Kirkbride, J. B., *et al.*, «The social determinants of mental health and disorder: Evidence, prevention and recommendations», *World Psychiatry*, 23, 2024, págs. 58-90.

La Sexta, «España, primer país del mundo en consumo de tranquilizantes: ¿Por qué nos medicamos tanto?», https://www.lasexta.com/programas/lasexta-clave/espana-primer-pais-mundo-consumo-tranquilizantes-que-nos-medicamos tanto_20230322641b68b431c73f00017459e5.html, consultado el 9 de septiembre 2024.

Lehmann, H. E., «Before they called It psychopharmacology», *Neuropsychopharmacology,* vol. 8, nº. 4, 1983, págs. 2913.

McHugh, R. K., *et al.*, «Patient preference for psychological vs pharmacologic treatment of psychiatric disorders: a meta-analytic review», *Journal of Clinical Psychiatry*, 74(6), enero de 2024, págs. 595-602.

Ministerio de Sanidad, *La comisionada de Salud Mental anuncia un nuevo plan de acción 2025-2027*, https://www.sanidad.gob.es/gabinete/notasPrensa.do?id=6442, consultado el 8 de septiembre de 2024.

Ministerio de Sanidad, *Claves del consumo*, https://www.sanidad.gob.es/estadEstudios/estadisticas/estadisticas/estMinisterio/

SIAP/12_Ansioliticos_antidepresivos_hipnoticos.pdf., consultado el 1 de diciembre 2025.
Organización para la Cooperación y el Desarrollo Económicos, https://www.oecd.org/en/data.html, consultado el 7 de septiembre de 2024.
Organización Mundial de la Salud, *Trastornos mentales*, https://www.who.int/es/news-room/fact-sheets/detail/mental-disorders, consultado el 2 de septiembre de 2024.
Organización de las Naciones Unidas, *Informe de la Junta Internacional de Fiscalización de Estupefacientes correspondiente a 2023*, https://www.incb.org/documents/Psychotropics/technical-publications/2023/2323691-Psychotropic-Substances-2023-ebook.pdf, consultado el 21 enero de 2025.
Our World in Data, *Death Rate from Falls*, https://ourworldindata.org/grapher/death-rate-from-falls-gbd?time=latest&region=Europe, consultado el 9 septiembre de 2024.
Real Academia Española, https://dle.rae.es/, consultado el 29 de agosto de 2024.
Samorini, G., «The oldest archeological data evidencing the relationship of Homo sapiens with psychoactive plants: A worldwide overview», *Journal of Psychedelic Studies*, vol. 3, tomo 2, 2019.
Universidad de Sevilla, *Jornada sobre salud mental en la administración pública,* https://www.us.es/actualidad-de-la-us/las-bajas-por-problemas-de-salud-mental-aumentan-cerca-de-un-120-en-siete-anos, consultado el 1 de diciembre 2025.
Vázquez, L. y Frutos, M., «La prevención cuaternaria en el uso de benzodiacepinas y cómo deprescribirlas», *Atención Primaria Práctica*, https://www.elsevier.es/es-revista-atencion-primaria-practica-24-pdf-S2605073023000172, consultado el 8 de septiembre de 2024.
Woolcott J. C., *et al.*, «Meta-analysis of the impact of 9 medication classes on falls in elderly persons», *Archives of Internal Medicine*, 169(21), 2009, págs.1952-1960, 2009.

Capítulo 2. El impacto de la pandemia en la salud mental

Banco Central de Estados Unidos, https://www.federalreserve.gov/econres/notes/feds-notes/why-is-the-u-s-gdp-recovering-faster-than-other-advanced-economies-20240517.html, consultado el 19 de septiembre de 2024.

Banco Mundial, *Los impactos económicos de la pandemia y los nuevos riesgos para la recuperación*, https://www.bancomundial.org/es/publication/wdr2022/brief/chapter-1-introduction-the-economic-impacts-of-the-covid-19-crisis?_gl=1*1y2fivm*_gcl_au*MjAxMDI1Mzk4Mi4xNzI2Nzc3NjQ3 Consultado 2 de diciembre 2025.

Blackwell, C. K., *et al.*, «Longitudinal changes in youth mental health from before to during the COVID-19 pandemic», *JAMA Netw Open*, 7(8):e2430198, 2024.

Brakefield, W., *et al.*, «Social determinants and indicators of COVID-19 among marginalized communities: A scientific review and call to action for pandemic response and recovery disaster», *Medical Public Health Preparedeness*, doi: https://doi.org/10.1017/dmp.2022.104

Centers for Disease Control and Prevention, *Youth Risk Behavior Surveillance System YRBS*, https://nccd.cdc.gov/youthonline/, consultado el 25 de septiembre de 2024.

Chen, U. I., *et al.*, «Factors associated with COVID-19 death in the United States: Cohort study», *JMIR Public Health Surveillance,* 8(5), pág. e29343, mayo de 2022.

De la Torre-Luque, A., *et al.*, «Suicide mortality in Spain during the COVID-19 pandemic: Longitudinal analysis of sociodemographic factors», *European Neuropsychopharmacology*, vol. 82, 2024, págs. 29-34.

Dorn, F. *et al.,* «The challenge of estimating the direct and indirect effects of COVID-19 interventions. Toward an integrated economic and epidemiological approach», *Economics and Human Biology*, 49, abril de 2024, págs. 101-198.

El Economista, «La economía española sorprende a Europa», https://www.eleconomista.es/economia/noticias/12682064/02/24/la-economia-espanola-sorprende-a-europa-el-empleo-crece-sin-inflacion-y-emerge-una-competitividad-inesperada.html, consultado el 27 de septiembre de 2024.

Espinosa González, A. y Suzuki, E., «The impacts of long COVID across OECD countries», *OECD Health Working Papers*, núm. 167, OECD Publishing, París, https://doi.org/10.1787/8bd08383-en.

Ettman, C. K., «Prevalence of depression symptoms in US adults before and during the COVID-19 pandemic», *JAMA Netw Open*, 3 (9), 2020, pág. e2019686.

García-Fernández, L., *et al.*, «What about mental health after one year of COVID-19 pandemic? A comparison with the initial peak», *Journal of Psychiatric Research* 153, 2021, págs.104-108.

Glozier, N., *et al.,* «What happened to the predicted COVID-19-induced suicide epidemic, and why?», *Australian and New Zealand Journey of Psiquiatry* 57(1), enero de 2023, págs. 11-16.

Instituto Nacional de Estadística, *Estadística de defunciones según la causa de muerte, 2023*, https://www.sanidad.gob.es/estad Estudios/estadisticas/estadisticas/estMinisterio/mortalidad/docs/Defun2023_NOTA__TEC.pdf, consultado el 15 de febrero 2025.

La Moncloa, *Recuperación del nivel de PIB en España*, https://www.lamoncloa.gob.es/serviciosdeprensa/notasprensa/asuntos-economicos/Paginas/2023/180923-recuperacion-nivel-pib.aspx, consultado el 19 de septiembre de 2024.

Lantos, T. y Nyári, T. A., «The impact of the first year of COVID-19 pandemic on suicides in a collection of 27 EU-related countries», *Scientific Reports,* 14, 2024, pág. 17.671.

Llorca-Bofi, V., *et al.*, «Urgent care and suicidal behavior in the child and adolescent population in a psychiatric emergency department in a Spanish province during the two COVID-19 states of alarm», *Revista de Psiquiatría y Salud Mental* 16 (1), 2024, págs. 76-83.

Lo, C. B., *et al.*, «Children's Mental Health Emergency Department Visits, 2007-2016. Pediatrics», 145(6), 2020.

Madigan, S., *et al.*, «Comparison of pediatric emergency department visits for attempted suicide, self-harm, and suicidal ideation before and during the COVID-19 pandemic: a systematic review and meta-analysis», *Lancet Psychiatry,* 10(5), 2023, págs. 342-351.

Newlove, T., *et al.*, «Annual Research Review: The impact of Covid-19 on psychopathology in children and young people worldwide: systematic review of studies with pre- and within-pandemic data», *Journal of Child Psychology and Psychiatry,* 64 (4), 2023, págs. 611-640.

Onda Cero, «La pandemia dispara la venta de antidepresivos, ansiolíticos, analgésicos y opiáceos», https://www.ondacero.es/noticias/sociedad/pandemia-dispara-venta-antidepresivos-ansioliticos-analgesicos-opiaceos_202202216213ab210e06140001200632.html, consultado el 4 de diciembre de 2025.

Organización Mundial de la Salud, *Estrés*, https://www.who.int/es/news-room/questions-and-answers/item/stress, consultado el 27 de septiembre de 2024.

Organización Mundial de la Salud, https://data.who.int/dashboards/covid19/deaths?n=c, consultado el 15 de septiembre de 2024.

Organización Mundial de la Salud, https://www.who.int/publications/i/item/WHO-2019-nCoV-Sci_Brief-Mental_health-2022.1, consultado el 25 de septiembre de 2024.

Organización Mundial de la Salud, https://www.who.int/europe/emergencies/situations/covid-19, consultado el 15 de febrero de 2025.

Panchal, U., *et al.*, «The impact of COVID-19 lockdown on child and adolescent mental health: systematic review», *European Child & Adolescent Psychiatry,* 32(7), 2021, págs. 1151-1177.

Capítulo 3. Introducción a la psicofarmacología

Felten, David L., *et al.*, *Netter. Atlas de neurociencia*, Elsevier, cuarta edición, 2022.

Stah, Stephen M., *Psicofarmacología esencial de Stahl. Bases neurocientíficas y aplicaciones prácticas*, UNED, quinta edición, 2023.

Capítulo 4. terapias no farmacológicas

Barsaglini, A., *et al.*, «The effects of psychotherapy on brain function: A systematic and critical review», *Progress in Neurobiology*, vol. 114, 2014, págs. 1-14.

Beck, A. T., «Cognitive therapy. A 30-year retrospective», *American Psychologist,* 46, 4, 1991, págs 368-375.

Becoña, E. y Lorenzo, M. C. «Evaluación de los tratamientos eficaces para el trastorno bipolar», *Psicothema,* 13, 2001, págs. 543-554.

Bernardo, M., «Epidemiología», en J. Vallejo & C. Gastó (eds.), *Trastornos afectivos: ansiedad y depresión,* Masson, Barcelona, 2000, págs. 217-226.

Brini, S., *et al.,* «Efficacy and safety of transcranial magnetic stimulation for treating major depressive disorder: An umbrella review and re-analysis of published meta-analyses of randomised controlled trials», *Clinical Psychology Review*, vol. 100, 2023.

Cuijpers, P., *et al.*, «A network meta-analysis of the effects of psychotherapies, pharmacotherapies and their combination in the treatment of adult depression», *World Psychiatry*, 19, 2020, págs. 92-107.

Echeburúa, E., Salaberría, K., de Corral, P. y Berasategui, T., «Tratamiento del trastorno mixto de ansiedad y depresión: resultados de una investigación experimental», *Análisis y modificación de conducta, 26*, 108, 2000, págs. 509-535.

Hull, T., *et al.*, «Two-way messaging therapy for depression and anxiety: longitudinal response trajectories», *BMC Psychiatry,* 20, 2020, pág.297.

Kaplan, Y. y Levounis, P., *Nature Therapy*, American Psychiatric Publishing Inc., Washington D.C., 2024.

Klerman, G. L., *et al.*, «Treatment of depression by drugs and psychotherapy», *American Journal of Psychiatry*, 131, 1974, págs. 186-191.

Lewinsohn, P. M. y Gotlib, I. H., «Behavioral theory and treatment of depression», en E. E. Beckham y W. R. Leber (eds.), *Handbook depression,* Guilford, Nueva York, 1995, págs. 352-375.

Noetel, M., *et al.,* «Effect of exercise for depression: systematic review and network meta-analysis of randomised controlled trials», *BMJ,* 2024, pág. 384.

Pérez, M. y García, J. M., «Tratamientos eficaces para la depresión», *Psicotheema,* vol. 13, n.º 3, 2001, págs. 493-510.

Sanz-Fuentenebro, J. *et al.*, «Patrón de uso de la terapia electroconvulsiva en España: propuestas para una práctica óptima y un acceso equitativo», *Revista de psiquiatría y salud mental,* vol. 10., núm. 2, abril-junio de 2017, págs. 87-95.

Suárez-López, L., *et al.,* «Influence of nutrition on mental health: scoping review», *Healthcare*, 11(15), Basilea, 1 de agosto, 2023, pág. 2183.

Urra, J., *Cuando la salud mental quiebra. Aportaciones desde la práctica clínica,* Díaz de Santos, Madrid, 2022.

Urra, J., *Test de Resistencia al Trauma,* Instituto de Orientación Psicológica EOS, Madrid, 2012. Giunti, 2025.

Vázquez, F. L., Muñoz, R. F. y Becoña, E., «¿Qué tratamientos son eficaces para tratar la depresión: psicológicos, médicos o combinados?», *Psicología conductual,* 8, 3, 2000, págs. 561-591.

Capítulo 5. Trastorno por déficit de atención e hiperactividad

ADHD medication, and shorter height: A quasi-experimental and family-based study», *Journal of the American Academy of*

Child & Adolescent Psychiatry, vol. 62, tomo 12, 2024, págs. 1316-1325.
Ahlberg, R., *et al.*, «Associations between Attention-Deficit/ Hyperactivity Disorder (ADHD).
American Psychiatric Association, *Manual diagnóstico y estadístico de los trastornos mentales. DSM-5-TR*, Editorial Panamericana, quinta edición, septiembre de 2023.
Catalá-López, F., *et al.*, «Prevalence of attention deficit hyperactivity disorder among children and adolescents in Spain: a systematic review and meta-analysis of epidemiological studies», *BMC Psychiatry* 12, octubre de 2012, pág.168.
Chang, Z., *et al.,* «Stimulant ADHD medication and risk for substance abuse», *Journal of Child Psycholy and Psychiatry*, 55(8), agosto de 2014, págs. 878-885.
El País, «Claves para evitar diagnosticar falsos positivos del TDAH», https://elpais.com/mamas-papas/expertos/2022-12-13/claves-para-evitar-diagnosticar-falsos-positivos-del-tdah.html, consultado el 13 de diciembre de 2025.
Liao, H-C., *et al.*, «Association between methylphenidate use and long-term cardiovascular risk in paediatric patients with attention deficit and hyperactivity disorder», *BMJ Paediatrics Open,* 8: e002753. doi:10.1136/ bmjpo-2024-002753, 2024.
Merino, M., *et al.*, «The socioeconomic burden of adult attention-deficit/hyperactivity disorder in Spain», *Global and Regional Health Technology Assessment* 11(1), págs. 82-93, https://doi.org/10.33393/grhta.2024.2697, 2024
Zhang, L., *et al.*, «Attention-Deficit/Hyperactivity Disorder medications and long-term risk of cardiovascular diseases», *JAMA Psychiatry,* 81(2), 2024, págs.178-187.

Capítulo 6. Trastorno depresivo

AACAP, https://www.aacap.org/AACAP/Medical_Students_and_Residents/Mentorship_Matters/DevelopMentor/Suicide_and_SSRI_Medications_in_Children_and_Adolescents_An_Update.aspx, consultado el 28 de diciembre de 2024.

American Psychiatric Association, *Manual diagnóstico y estadístico de los trastornos mentales. DSM-5-TR*, Editorial Panamericana, quinta edición, septiembre de 2023.

CDC, *Suicide data and statistics 2000 to 2022*, https://www.cdc.gov/suicide/facts/data.html, consultado el 10 de octubre de 2024.

CNN, https://www.cnn.com/2024/10/07/health/black-box-warnings-antidepressants-suicide-youth-wellness/index.html, consultado el 28 de diciembre de 2024.

Columbia Lighthouse Project, https://cssrs.columbia.edu/, consultado el 12 de diciembre de 2024.

Fonseca-Pedrero, E., *et al.*, *La salud mental de los adolescentes en contextos educativos: reflexiones derivadas del estudio PSICE*, Consejo General de Psicología de España, 2023.

INFOCOP, *Beneficios de las terapias psicológicas para abordar la depresión infanto-juvenil*, https://www.infocop.es/beneficios-de-las-terapias-psicologicas-para-abordar-la-depresion-infanto-juvenil-dia-europeo-contra-la-depresion/, consultado el 14 de octubre de 2024.

Kaplan, G., «La Escuela Terapéutica Ambulatoria Estadounidense: Educación Especial y Tratamiento Psiquiátrico Bajo un Mismo Techo», *Revista de psiquiatría nfanto-juvenil*, 33(2), 2016, págs.156-157.

March, J. S., *et al.*, «The Treatment for Adolescents with Depression Study (TADS): long-term effectiveness and safety outcomes», *Archives of General Psychiatry* 64(10), octubre de 2024, págs.1132-1143.

Ministerio de Sanidad, *Informe Anual del Sistema Nacional de Salud, 2023*, https://www.sanidad.gob.es/estadEstudios/estadisticas/sisInfSanSNS/tablasEstadisticas/InfAnualSNS2023/INFORME_ANUAL_2023.pdf, consultado el 10 de octubre de 2024

Organización Mundial de la Salud, https://www.who.int/news/item/30-03-2017--depression-let-s-talk-says-who-as-depres-

sion-tops-list-of-causes-of-ill-health, consultado el 10 de octubre de 2024.
Pan, Y., *et al.,* «Suicidal ideation following ketamine prescription in patients with recurrent major depressive disorder: a nation-wide cohort study», *Translational Psychiatry* 14(1), 9 de agosto de 2024, pág.327.
Sun, Y., *et al.*, «Comparison of mental health symptoms before and during the covid-19 pandemic: evidence from a systematic review and meta-analysis of 134 cohorts», *BMJ*, 380: e074224, 2023.

Capítulo 7. Trastornos psicóticos

Escala de Movimientos Anormales Involuntarios (AIMS), CIBERSAM, https://biadmin.cibersam.es/Intranet/Ficheros/GetFichero.aspx?FileName=AIMS.pdf, consultado el 17 de octubre de 2024.
Dualde Beltrán, F., «Las indicaciones conforme a ficha técnica de los psicofármacos prescritos en psiquiatría del niño y del adolescente. Revisión, actualización, uso —fuera de ficha— y consideraciones legales», *Revista de psiquiatría infanto-juvenil*, vol. 37, núm. 4, octubre-diciembre de 2020 págs. 5-2.
Generalitat de Catalunya, Department de Salut, https://scientiasalut.gencat.cat/bitstream/handle/11351/2209/BFV_2016_14_02_cas.pdf?sequence=2&isAllowed=y, consultado el 17 de diciembre de 2025.
Ministerio de Salud, https://www.sanidad.gob.es/estadEstudios/estadisticas/estadisticas/estMinisterio/SIAP/Salud_mental_datos.pdf, consultado el 15 de enero de 2025.
NICE, *Psychosis and schizophrenia in adults: prevention and management*, NICE, 2014.
Universidad de Salamanca, https://sid-inico.usal.es/noticias/unas-400-000-personas-padecen-esquizofrenia-en-espana/, consultado el 15 de diciembre de 2024.

Capítulo 8. Trastorno bipolar

Bushnell G., *et al.,* «Antipsychotic medication use in medicaid-insured children decreased substantially between 2008 and 2016», *Health Aff*, 42(7), Millwood, 24 de julio, 2024, págs. 973-980.

Kaplan, G., «La escuela terapéutica estadounidense para el alumnado con patología psiquiátrica, un excelente modelo digno de implementarse en España», *Educar y orientar, Revista de COPOE*, núm. 10, abril, 2019.

Ministerio de Sanidad, *Estadísticas de salud mental, 2017,* https://www.sanidad.gob.es/estadEstudios/estadisticas/estadisticas/estMinisterio/SIAP/Salud_mental_datos.pdf, consultado el 18 de enero de 2025

National Institute of Mental Health (NIMH), https://www.nimh.nih.gov/health/statistics/bipolar-disorder#:~:text=An%20estimated%202.8%25%20of%20U.S.,%25)%20and%20females%20(2.8%25), consultado el 18 de enero de 2025.

Yatham, L. N., *et al.*, «Canadian Network for Mood and Anxiety Treatments (CANMAT) and International Society for Bipolar Disorders (ISBD) 2018 guidelines for the management of patients with bipolar disorder», *Bipolar Disorder*, 20, 2018, págs. 97-170.

Capítulo 9. Trastorno del espectro autista

American Psychiatric Association, *Manual diagnóstico y estadístico de los trastornos mentales. DSM-5-TR*, Editorial Panamericana, quinta edición, septiembre de 2023.

Cooper, J. O., Heron, T. E. y Heward, W. L., *Análisis aplicado de conducta*, edición de J. Virues

Ortega, ABA España Publicaciones, 2020.

Federación Española de Autismo, https://fespau.es/, consultado el 22 de enero de 2025.

Hviid, A., *et al.*, «Measles, mumps, rubella vaccination and autism: A nationwide cohort study», *Annals of Internal Medicine*, vol. 170, núm. 8.

Kanner, L., «Autistic disturbances of affective contact», *Nervous Child* 2, 1943, págs. 217-250.

Maenner, M., *et al*, «Prevalence and characteristics of autism spectrum disorder among children aged 8 years-autism and developmental disabilities monitoring network, 11 Sites, United States, 2020», *MMWR Surveillance Summaries*, 72(2), 24 de marzo, 2023, págs. 1-14.

New York Times, «Research finds vaccines are not behind the rise in autism», https://www.nytimes.com/2024/12/23/health/what-causes-autism.html?smid=nytcore-ios-share&referringSource=articleShare consultado el 22 de enero de 2025.

Newell, V., Phillips L., *et al.*, «A systematic review and meta-analysis of suicidality in autistic and possibly autistic people without co-occurring intellectual disability», *Molecular Autism*, 15,14(1), 15 de marzo de 2023, pág.12.

Posada de La Paz, M., Canal Bedia, R., *El trastorno del espectro autista en la Unión Europea (ASDEU)*, Ediciones Universidad de Salamanca / CC BY-NC-ND Siglo Cero, vol. 52 (2), abril-junio, 2021, págs. 43-59.

Rast, J. E., *et al.*, «Medication Use in Youth with Autism and Attention-Deficit/Hyperactivity Disorder», *Academic Pediatrics*, vol. 21, tomo 2, págs. 272-279.

Siafis, S., *et al.*, «Pharmacological and dietary-supplement treatments for autism spectrum disorder: a systematic review and network meta-analysis», *Molecular Autism* 13, 10, 2022.

Capítulo 10. Trastornos de ansiedad

Agencia Española de Medicamentos y Productos Sanitarios AEMPA, *Uso de benzodiacepinas en España (1992-2006)*, https://www.aemps.gob.es/medicamentosUsoHumano/

observatorio/docs/ansioliticos_hipnoticos.pdf, consultado el 31 de octubre de 2024.

Agencia Española de Medicamentos y Productos Sanitarios AEMPA, *Utilización de medicamentos ansiolíticos e hipnóticos en España (2000-2012)*, https://www.aemps.gob.es/medicamentosUsoHumano/observatorio/docs/ansioliticos_hipnoticos-2000-2012.pdf, consultado el 2 de febrero de 2015.

American Psychiatric Association, *Manual diagnóstico y estadístico de los trastornos mentales. DSM-5-TR*, Editorial Panamericana, quinta edición, septiembre de 2023.

Dubovsky, S. L. y Marshall, D., «Benzodiazepines Remain Important Therapeutic Options in Psychiatric Practice», *Psychother Psychosom*, 91(4), 2022, págs. 307-334.

Ministerio de Sanidad, *Informe anual del sistema de salud, 2023,* https://www.sanidad.gob.es/estadEstudios/estadisticas/sisInfSanSNS/tablasEstadisticas/InfAnSNS.htm, consultado el 30 de octubre de 2024.

Rosenqvist, T., *et al.*, «Long-term use of benzodiazepines and benzodiazepine-related drugs: A register-based danish cohort study on determinants and risk of dose escalation», *American Journal of Psychiatry*, 181(3), 2024, págs. 246-254.

Tannenbaum C., *et al.*, «Reduction of inappropriate benzodiazepine prescriptions among older adults through direct patient education: The EMPOWER Cluster Randomized Trial», *JAMA Internal Medicine* 174(6), 2014, págs. 890-898.

Walter H. J., *et al.*, «Clinical practice guideline for the assessment and treatment of children and adolescents with anxiety disorders», American Academy of Child and Adolescent Psychiatry, 59(10), octubre, 2020, págs.1107-1124.

Capítulo 11. Trastorno del sueño

American Academy of Sleep Medicine, *International Classification of Sleep Disorders*, tercera edición, texto revisado (ICSD-3-TR), American Academy of Sleep Medicine, 2023.

American Psychiatric Association, *Manual diagnóstico y estadístico de los trastornos mentales. DSM-5-TR*, Editorial Panamericana, quinta edición, septiembre de 2023.
Dubovsky, S. L. y Marshall, D., «Benzodiazepines remain important therapeutic options in psychiatric practice», *Psychother Psychosom*, 91(4), 2022, págs. 307-334.
Ministerio de Sanidad, *Estadísticas de insomnio. Informe anual del sistema de salud, 2023*, https://www.sanidad.gob.es/estadEstudios/estadisticas/sisInfSanSNS/tablasEstadisticas/InfAnSNS.htm, consultado el 30 de octubre de 2024.
Ministerio de Sanidad, *Insomnio. Higiene del Sueño. Uso de Melatonina,* https://www.ses.org.es/docs/guia-de-insomnio-2016.pdf, consultado el 25 de enero de 2025.
Smith, Michael T. *et al.*, «Comparative meta-analysis of pharmacotherapy and behavior therapy for persistent insomnia», *American Journal of Psychiatry,* 159, 2009, págs. 5-11.

APÉNDICE

TABLA 1: LISTADO DE FÁRMACOS UTILIZADOS EN ESPAÑA PARA TRATAR EL TDAH

Estimulantes	
Preparaciones con metilfenidato (se diferencian principalmente por duración de acción)	
Acción corta	
Rubifen	Comprimidos 5 mg, 10 mg, 20 mg
Medicebran	Comprimidos 5 mg, 10 mg, 20 mg
Acción prolongada	
Equasym	Cápsulas 5 mg, 10 mg, 20 mg, 30 mg
Medikinet	Cápsulas 5 mg, 10 mg, 20 mg, 30 mg, 40 mg
Concerta	Comprimidos 18 mg, 27 mg, 36 mg, 54 mg
metilfenidato Mylan	Comprimidos 18 mg, 36 mg, 54 mg
metilfenidato Sandoz	Comprimidos 18 mg, 27 mg, 36 mg, 54 mg
metilfenidato Tecnigen	Comprimidos 18 mg, 36 mg, 54 mg
Preparaciones con anfetamina	
Elvanse (Lisdexanfetamina)	Cápsulas 30 mg, 50 mg, 70 mg
No estimulantes	
Atomoxetina	
Strattera	Cápsulas 10 mg, 18 mg, 25 mg, 40 mg, 60 mg, 80 mg, 100 mg
Strattera	Líquido 4 mg/ml
Atomoxetina Teva	Cápsulas 25 mg, 40 mg, 60 mg
Guanfacina de liberación prologada	
Intuniv	Comprimidos 1 mg, 2 mg, 3 mg, 4 mg

TABLA 2: CLASIFICACIÓN DE ANTIDEPRESIVOS Y SUS DOSIS HABITUALES

Nombre genérico	Nombre comercial	Dosis usual diaria
Inhibidores selectivos de la recaptación de la serotonina (ISRS)		
Fluvoxamina	Dumirox	50-150 mg
Citalopram	Prisdal	10-30 mg
Escitalopram	Cipralex	10-20 mg
Fluoxetina	Prozac	10-80 mg
Paroxetina	Seroxat	10-40 mg
Sertralina	Besitran	25-200 mg
Inhibidores de la recaptación de la serotonina y noradrenalina (IRSN)		
Desvenlafaxina	Pristiq	50-200 mg
Duloxetina	Dulotex	60-120 mg
Venlafaxina	Dopubal	75-300 mg
Otros antidepresivos		
Agomelatina	Valdoxan	25-50 mg
Bupropion	Elontril	150-300 mg
Mirtazapine	Rexer	15-45 mg
Reboxetina	Irenor	8-12 mg
Trazodona	Depraser	100-400 mg
Vortioxetina	Brintellix	5-20 mg
Tricíclicos (opción secundaria a los fármacos más recientes)		
Imipramina	Tofranil	75-300 mg
Clomipramina	Anafranil	25-150 mg
Amitriptilina	Tryptizol	75-300 mg
Nortriptilina	Paxtibi	50-150 mg
Doxepina	Sinequan	75-150 mg
Tetracíclicos (opción secundaria a los fármacos más recientes)		
Mianserina	Lantanon	30-90 mg
Maprotilina	Ludiomil	75-225 mg
Inhibidor de la monoamino oxidasa (IMAO)		
Moclobemida	Manerix	300-600 mg

TABLA 3: ANTIPSICÓTICOS TÍPICOS O DE PRIMERA GENERACIÓN

Nombre genérico (comercial)	Dosis usuales	Particularidades
Haloperidol	2 a 20 mg	Dosis pueden ser más altas en condiciones graves. Es el AP típico más usado
Perfenazina (Decentan)	4-8 mg	
Pimozida (Orap)	4-16 mg	Para el síndrome de Tourette. Se aconseja monitoreo cardiaco
Tioproperazina (Majeptil)	5-20 mg	
Trifluoperazina (Eskazine)	2-10 mg	
Clorpromazina (Largactil)	25-300 mg	Puede ser muy sedante y causar mareos especialmente a dosis altas
Levomepromazina (Sinogan)	25-200 mg	
Periciazina (Nemactil)		
Sulpirida (Dogmatil)	50-200 mg	A veces se lo describe como atípico

TABLA 4: ANTIPSICÓTICOS ATÍPICOS O DE SEGUNDA GENERACIÓN

Nombre genérico (comercial)	Dosis usuales/día	Particularidades
Aripiprazol (Abilify)	10-30 mg	Se considera menos propenso a inducir síndrome metabólico
Asenapina (Sycrest)	5-20 mg	
Brexpiprazol (Rxulti)	0,5-4 mg	
Cariprazina (Reagila)	1,5-6 mg	
Clozapina (Leponex)	300-600 mg	Control hematológico obligatorio: riesgo agranulocitosis
Loxapina (Adasuve)	9,1 mg	Máximo 2 dosis/día: Riesgo broncoespasmo. Solo para el control de agitación, preparación inhalatoria
Lurasidona (Latuda)	37-148 mg	
Olanzapina (Zyprexa)	5-20 mg	Se considera más propenso a inducir síndrome metabólico
Paliperidona (Invega)	3-9 mg	
Quetiapina (Seroquel)	50-400 mg	Dosis máxima 800 mg. Control oftalmológico: riesgo de cataratas
Quetiapina Prolongada (Seroquel Prolong)	300-600 mg	Dosis máxima 800 mg. Control oftalmológico: riesgo de cataratas
Risperidona (Risperdal)	2-10 mg	
Sertindol (Serdolect)	4-20 mg	Monitorización del ECG obligatorio: riesgo cardiaco
Ziprasidona (Zeldox)	20-60 mg	Monitorización del ECG NO obligatorio

TABLA 5: ANTIPSICÓTICOS INYECTABLES DE LARGA DURACIÓN

Nombre genérico	Nombre comercial	Dosis diaria
Aripiprazol	Abilify Maintena	300-400 mg / una inyección cada 4 semanas
Flufenazina	Modecate	12,5-50 mg / una inyección cada 4 semanas
Paliperidona	Xeplion	50-150 mg / una inyección cada 4 semanas
Paliperidona prolongada	Trevicta	175-525 mg / una inyección cada 3 meses
Risperidona	Risperdal Consta	25-50 mg / una inyección cada 2 semanas

TABLA 6: BENZODIACEPINAS

Nombre genérico	Nombre comercial	Dosis diaria	Inicio acción
Midazolam	Dormicum	7.5-15 mg	Rápida
Clorazepato	Tranxilium	5-30 mg	Rápida
Flunitrazepam	Rohipnol	0,2-1 mg	Rápida
Lormetazepam	Loramet	0,2-15 mg	Rápida
Diazepam	Valium	5-15 mg	Rápida
Flurazepam	Dormodor	15-30 mg	Rápida
Brotizolam	Sintonal	0,25-0,50 mg	Rápida
Clordiazepóxido	Huberplex	5-50 mg	Intermedia
Lorazepam	Orfidal	1-2 mg	Intermedia
Alprazolam	Trankimazin	0,25-1 mg	Intermedia
Bromazepam	Lexatin	1,5-6 mg	Lenta